Reabilitação cognitiva funcional de crianças e adolescentes

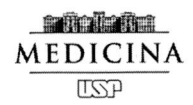 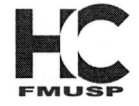 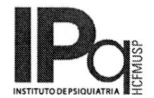

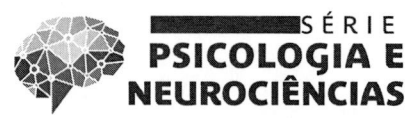

SÉRIE

PSICOLOGIA E NEUROCIÊNCIAS

EDITORES DA SÉRIE
Cristiana Castanho de Almeida Rocca
Telma Pantano
Antonio de Pádua Serafim

Reabilitação cognitiva funcional de crianças e adolescentes

AUTORA
Adriana Dias Barbosa Vizzotto

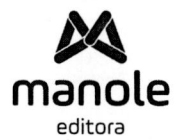

manole
editora

A edição desta obra foi financiada com recursos da Editora Manole Ltda., um projeto de iniciativa da Fundação Faculdade de Medicina em conjunto e com a anuência da Faculdade de Medicina da Universidade de São Paulo – FMUSP.

Logotipos *Copyright* © Faculdade de Medicina da Universidade de São Paulo
Copyright © Hospital das Clínicas – FMUSP
Copyright © Instituto de Psiquiatria

Editora: Juliana Waku
Projeto gráfico: Departamento Editorial da Editora Manole
Capa: Ricardo Yoshiaki Nitta Rodrigues
Ilustrações: Freepik, Isabel Cardoso, iStockphoto

CIP-BRASIL. CATALOGAÇÃO NA PUBLICAÇÃO
SINDICATO NACIONAL DOS EDITORES DE LIVROS, RJ

V849r

Vizzotto, Adriana Dias Barbosa
Reabilitação cognitiva funcional de crianças e adolescentes / Adriana Dias Barbosa Vizzotto. - 1. ed. - Santana de Parnaíba [SP] : Manole, 2021.
: il. ; 23 cm. (Psicologia e neurociências)

Inclui bibliografia e índice
ISBN 978-65-5576-351-5

1. Neuropsicologia clínica. 2. Terapia ocupacional. 3. Terapia cognitiva para crianças.
4. Terapia cognitiva para adolescentes. I. Título. II. Série.

21-68790   CDD: 618.92891425
                            CDU: 615.851-053.2

Meri Gleice Rodrigues de Souza - Bibliotecária - CRB-7/6439

1ª edição – 2021; reimpressão 2023

Editora Manole Ltda.
Alameda América, 876
Tamboré – Santana de Parnaíba – SP – Brasil
CEP: 06543-315
Fone: (11) 4196-6000
www.manole.com.br | https://atendimento.manole.com.br/

Impresso no Brasil
Printed in Brazil

EDITORES DA
SÉRIE PSICOLOGIA E NEUROCIÊNCIAS

Cristiana Castanho de Almeida Rocca

Psicóloga Supervisora do Serviço de Psicologia e Neuropsicologia, e em atuação no Hospital Dia Infantil do Instituto de Psiquiatria do Hospital das Clínicas da Faculdade de Medicina da Universidade de São Paulo (IPq-HCFMUSP). Mestre e Doutora em Ciências pela FMUSP. Professora Colaboradora na FMUSP e Professora nos cursos de Neuropsicologia do IPq-HCFMUSP.

Telma Pantano

Fonoaudióloga e Psicopedagoga do Serviço de Psiquiatria Infantil do Hospital das Clínicas da Faculdade de Medicina da Universidade de São Paulo (HCFMUSP). Vice-coordenadora do Hospital Dia Infantil do Instituto de Psiquiatria do HCFMUSP e especialista em Linguagem. Mestre e Doutora em Ciências e Pós-doutora em Psiquiatria pela FMUSP. Master em Neurociências pela Universidade de Barcelona, Espanha. Professora e Coordenadora dos cursos de Neurociências e Neuroeducação pelo Centro de Estudos em Fonoaudiologia Clínica.

Antonio de Pádua Serafim

Professor do Departamento de Psicologia da Aprendizagem, do Desenvolvimento e da Personalidade e Professor do Programa de Neurociências e Comportamento no Instituto de Psicologia da Universidade de São Paulo (IPUSP). Coordenador do Laboratório de Estudos e Pesquisas em Avaliação Psicológica e Neuropsicológica (LEANPSI) do IPUSP. Professor Supervisor no Núcleo Forense do Instituto de Psiquiatria do Hospital das Clínicas da Faculdade de Medicina da Universidade de São Paulo (IPq-HCFMUSP) entre 2014 e 2022.

AUTORA

Adriana Dias Barbosa Vizzotto
Doutora e Mestre em Ciências da Saúde pela Faculdade de Medicina da Universidade de São Paulo (FMUSP). Professora colaboradora do Departamento de Psiquiatria da FMUSP. Supervisora da Especialização de Terapia Ocupacional em Reabilitação Cognitiva Funcional do Hospital das Clínicas da FMUSP (HCFMUSP). Pesquisadora e colaboradora do Programa de Esquizofrenia (PROJESQ) do Instituto de Psiquiatria do HCFMUSP (IPq-HCFMUSP). Terapeuta Ocupacional do Hospital Dia/Unidade de Internação Infantil (SEPIA-HCFMUSP).

SUMÁRIO

PARTE 2 – ADOLESCENTES

APRESENTAÇÃO DA SÉRIE

O processo do ciclo vital humano se caracteriza por um período significativo de aquisições e desenvolvimento de habilidades e competências, com maior destaque para a fase da infância e adolescência. Na fase adulta, a aquisição de habilidades continua, mas em menor intensidade, figurando mais a manutenção daquilo que foi aprendido. Em um terceiro estágio, vem o cenário do envelhecimento, que é marcado principalmente pelo declínio de várias habilidades. Este breve relato das etapas do ciclo vital, de maneira geral, contempla o que se define como um processo do desenvolvimento humano normal, ou seja, adquirimos capacidades, estas são mantidas por um tempo e declinam em outro.

No entanto, quando nos voltamos ao contexto dos transtornos mentais, é preciso considerar que tanto os sintomas como as dificuldades cognitivas configuram-se por impactos significativos na vida prática da pessoa portadora de um determinado quadro, bem como de sua família. Dados da Organização Mundial da Saúde (OMS) destacam que a maioria dos programas de desenvolvimento e da luta contra a pobreza não atinge as pessoas com transtornos mentais. Por exemplo, 75 a 85% dessa população não têm acesso a qualquer forma de tratamento da saúde mental. Deficiências mentais e psicológicas estão associadas a taxas de desemprego elevadas a patamares de 90%. Além disso, essas pessoas não têm acesso a oportunidades educacionais e profissionais para atender ao seu pleno potencial.

Os transtornos mentais representam uma das principais causas de incapacidade no mundo. Três das dez principais causas de incapacidade em pessoas entre as idades de 15 e 44 anos são decorrentes de transtornos mentais, e as outras causas são muitas vezes associadas com estes transtornos. Estudos tanto prospectivos quanto retrospectivos enfatizam que de maneira geral os transtornos mentais começam na infância e adolescência e se estendem à idade adulta.

Tem-se ainda que os problemas relativos à saúde mental são responsáveis por altas taxas de mortalidade e incapacidade, tendo participação em cerca de 8,8 a 16,6% do total da carga de doença em decorrência das condições de saúde em países de baixa e média renda, respectivamente. Podemos citar como exemplo a ocorrência da depressão, com projeções de ser a segunda maior causa de incidência de doenças em países de renda média e a terceira maior em países de baixa renda até 2030, segundo a OMS.

Entre os problemas prioritários de saúde mental, além da depressão estão a psicose, o suicídio, a epilepsia, as síndromes demenciais, os problemas decorrentes do uso de álcool e drogas e os transtornos mentais na infância e adolescência. Nos casos de crianças com quadros psiquiátricos, estas tendem a enfrentar dificuldades importantes no ambiente familiar e escolar, além de problemas psicossociais, o que por vezes se estende à vida adulta.

Considerando tanto os declínios próprios do desenvolvimento normal quanto os prejuízos decorrentes dos transtornos mentais, torna-se necessária a criação de programas de intervenções que possam minimizar o impacto dessas condições. No escopo das ações, estas devem contemplar programas voltados para os treinos cognitivos, habilidades socioemocionais e comportamentais.

Com base nesta argumentação, o Serviço de Psicologia e Neuropsicologia do Instituto de Psiquiatria do Hospital das Clínicas da Faculdade de Medicina da Universidade de São Paulo, em parceria com a Editora Manole, apresenta a série Psicologia e Neurociências, tendo como população-alvo crianças, adolescentes, adultos e idosos.

O objetivo desta série é apresentar um conjunto de ações interventivas voltadas para pessoas portadoras de quadros neuropsiquiátricos com ênfase nas áreas da cognição, socioemocional e comportamental, além de orientar pais e professores.

O desenvolvimento dos manuais da Série foi pautado na prática clínica em instituição de atenção a portadores de transtornos mentais por equipe multidisciplinar. O eixo temporal das sessões foi estruturado para 12 encontros, os quais poderão ser estendidos de acordo com a necessidade e a identificação do profissional que conduzirá o trabalho.

Destaca-se que a efetividade do trabalho de cada manual está diretamente associada à capacidade de manejo e conhecimento teórico do profissional em relação à temática a qual o manual se aplica. O objetivo não representa a ideia de remissão total das dificuldades, mas sim da possibilidade de que o paciente e seu familiar reconheçam as dificuldades peculiares de cada quadro e possam desenvolver estratégias para uma melhor adequação à sua realidade. Além disso, ressaltamos que os diferentes manuais podem ser utilizados em combinação.

INTRODUÇÃO

O transtorno mental em crianças e adolescentes é abrangente, complexo e multifatorial. A Organização Mundial da Saúde (OMS) em seu relatório menciona o quanto os transtornos mentais na infância e adolescência são comuns e podem ser incapacitantes[1]. Compreender o impacto dos transtornos mentais em crianças e adolescentes exige um profundo conhecimento do processo normal do desenvolvimento infantil, reconhecendo as influências de fatores ambientais, emocionais e orgânicos. Atuar na área da infância e adolescência exige dos profissionais da saúde compreender de forma ampla aspectos do desenvolvimento para que se possam detectar as falhas relacionadas ao surgimento de alterações diversas, inclusive no desenvolvimento psicopatológico. São fases complexas, que necessitam de um acompanhamento atento, para que o indivíduo consiga desenvolver seu potencial e sua aptidão de maneira plena a fim de integrar esses processos, adquirindo diferentes capacidades[2]. Dependendo do grau de complexidade do quadro mental da criança e do adolescente, o comprometimento, na maioria das vezes, é global e acarreta prejuízos cognitivos, funcionais e sociais na vida adulta. Quando a patologia se inicia precocemente, as chances de comorbidades psiquiátricas, de cronificação e refratariedade são altas[2].

Por essa razão, é de fundamental importância que o tratamento da população infantojuvenil seja multidisciplinar, considerando que o olhar de cada membro da equipe multidisciplinar deva ser integrado e estar em consonância. É nesse contexto que a terapia ocupacional (TO) contribui na área da infância e adolescência. A seguir será descrito o objetivo da TO na reabilitação cognitiva funcional da TO e propostas de intervenção terapêutica ocupacional.

TERAPIA OCUPACIONAL

A TO tem como principal foco as atividades cotidianas, para facilitar e garantir o desempenho de tarefas que permitam uma participação ativa na vida. Pode ser definida como uma profissão que visa a capacitar as pessoas a viver em sua plenitude. Da perspectiva ocupacional, uma vida plena significa a oportunidade de envolver-se em atividades que a pessoa quer e precisa fazer, não importando sua condição de saúde, social, seu estilo de vida ou o contexto em que se encontre[3]. O objetivo principal da TO é tornar as pessoas capazes de participar das ocupações da vida cotidiana. Uma ocupação pode ser definida como "um grupo de atividades que tem significado pessoal e cultural e permite a participação social". A participação em ocupações cotidianas permite que as pessoas construam sua identidade, saúde e bem-estar. As pessoas podem sofrer restrições ou impedimento na participação em ocupações devido a alterações na estrutura e/ou funções do corpo, causadas por condições físicas ou mentais (saúde) ou devido a restrições criadas pelo ambiente (físico, social, atitudinal, legal, político e cultural)[3].

A Associação Brasileira de Terapia Ocupacional[4] regulamentou uma lista de procedimentos de TO (LPTO) que inclui como função da TO:

- Avaliação do desempenho ocupacional.
- Aplicação de instrumentos de avaliação cognitiva funcional.
- Aplicação de atividades terapêuticas ocupacionais (estimulação, treino e/ou resgate das atividades das áreas do desempenho ocupacional, aplicação de métodos/técnicas/abordagens específicas, atendimento grupal/grupo de atividades, entre outras), procedimentos realizados pela TO, em qualquer faixa etária.

A avaliação do desempenho ocupacional é um dos procedimentos mais importantes da TO que tem como objetivo identificar as habilidades e limitações do indivíduo, para a realização das atividades de vida diária (AVD), subdivididas em:

- Atividades básicas de vida diária (ABVD) ou atividades pessoais de vida diária: são orientadas para o cuidado do indivíduo com seu próprio corpo (higiene, alimentação e vestuário), permitindo a sobrevivência básica e o bem estar do indivíduo.
- Atividades instrumentais de vida diária (AIVD): são fundamentais para uma vida independente, como cuidado com a casa, preparo de refeições, manejo do dinheiro, uso do telefone para se comunicar, cuidado com o outro, cuidado com a própria saúde, uso do transporte etc.
- Atividades avançadas de vda diária (AAVD): são relacionadas aos mais altos níveis de funcionalidade de um indivíduo. As AAVD são as atividades mais complexas que envolvem a aprendizagem e são influenciadas por habilidades físicas, cognitivas, emocionais e sociais mais complexas[5]. Alguns exemplos das AAVD são:
  - Atividades de lazer: brincar, atividades de entretenimento, assistir à TV, praticar atividades físicas, realizar atividades manuais, leitura, viajar, etc.
  - Atividades sociais: manter contato social, visitar amigos e parentes, participar de eventos sociais, religiosos e culturais.
  - Atividades produtivas: prestar serviços comunitários, exercer trabalho voluntário, realizar cursos pré-profissionalizantes e profissionalizantes.

Faz parte da avaliação a utilização de testes padronizados, estruturados ou adaptados para se obter dados quantitativos e/ou qualitativos, referentes ao desempenho ocupacional, favorecendo o diagnóstico terapêutico-ocupacional e a elaboração do plano terapêutico.

De acordo com a Estrutura da prática da terapia ocupacional: domínio e processo, 3ª edição[6], documento oficial da Associação Americana de Terapia Ocupacional (AOTA), o uso terapêutico de atividades diárias (ocupações) pela TO, em indivíduos ou grupos com o propósito de melhorar ou possibilitar a participação em papéis, hábitos e rotinas em diversos ambientes como casa, escola, local de trabalho, comunidade e outros lugares, descreve a importância da intervenção em indivíduos com prejuízos funcionais.

No Brasil, uma das formas de intervenção da TO considerada eficaz na saúde mental e utilizada em hospitais, ambulatórios, unidades de internação e Centro de Atenção Psicossocial (CAPS) são os grupos de TO[7]. O grupo de TO é constituído por um espaço de construção, no qual seja possível um "fazer", isto é, a realização de atividades terapêuticas ocupacionais, que sejam estabelecidas por uma dinâmica individual ou compartilhada, a qual dependerá das necessidades e limites que se estabelecem na relação entre o terapeuta, os pacientes, as atividades e o grupo[8]. As atividades, instrumento principal dessa relação, favorecem uma comunicação que é moldada e constituem-se de informações que são traduzidas na ação do sujeito. Aspectos dinâmicos, cognitivos e funcionais são avaliados, e a aprendizagem de novas habilidades é um processo constante nesse *setting*, podendo ser transportadas na vida cotidiana[9].

Uma das propostas de intervenção de TO é a reabilitação cognitiva funcional, que consiste em treinamento direto ou restauração das habilidades cognitivas (restauradora e curativa) em conjunto com abordagem específica de TO (adaptativa e funcional), que foca nas tarefas e funções que uma pessoa precisa e quer desempenhar em sua vida diária. Essa abordagem ensina e treina a pessoa diretamente para que ela desempenhe tarefas apesar da incapacidade cognitiva, com estratégias de adaptação ao ambiente de acordo com as habilidades da pessoa[10].

Justificativa

O objetivo deste manual é apresentar a proposta de intervenção que é utilizada pela TO baseada na Reabilitação Cognitiva Funcional de crianças e adolescentes com transtornos mentais, atendidos no Serviço de Psiquiatria da Infância e Adolescência do Instituto de Psiquiatria do Hospital das Clínicas da Faculdade de Medicina da Universidade de São Paulo (SEPIA-IPq-HCFMUSP), em Hospital-Dia Infantil (HDI). O programa de intervenção é direcionado para crianças e adolescentes que apresentam escolaridade mínima, visto a necessidade de leitura e escrita para a realização de algumas atividades.

Para quem se destina

O manual destina-se aos profissionais de TO interessados em atuar na área da saúde mental de crianças de 5 a 10 anos e 11 meses e adolescentes de 11 a 17 anos e 11 meses em acompanhamento em HDI, CAPS infantil, consultório, ambulatório, clínicas especializadas em crianças e adolescentes.

Como é feita a intervenção de TO

A intervenção é realizada em grupos de no máximo 5 participantes. Esse número deve ser revisto considerando as dificuldades de manejo comportamentais dos pacientes e o número de terapeutas em cada sessão. São realizadas 12 sessões de atividades preestabelecidas de frequência semanal com 1 hora de duração cada. Em caso de necessidade, pode haver a repetição de sessões para que o grupo possa adquirir ou aprimorar as habilidades. As atividades estão relacionadas àquelas de treino cognitivo e de vida diária que são selecionadas pelo seu grau de complexidade.

Todas as atividades são analisadas pelo terapeuta ocupacional e com objetivos específicos em cada sessão. O referencial teórico utilizado é a reabilitação cognitiva funcional. As sessões são realizadas por terapeutas ocupacionais treinados para aplicação das AVD.

O objetivo deste programa de intervenção de TO é melhorar os aspectos cognitivos (atenção, memória, funções executivas etc.) e o desempenho ocupacional das atividades cotidianas, isto é, proporcionar que a população alvo em questão alcance seu melhor nível funcional. A tarefa de treinar certas funções cognitivas, somada ao aprendizado da forma adequada e à realização das atividades do cotidiano, tem como propósito melhorar o desempenho ocupacional e a funcionalidade do indivíduo em sua vida diária. Este manual divide-se em duas partes: I – Crianças; e II – Adolescentes, para separar por período de cada fase (infância e adolescência) e as atividades em que se encaixam e que estão aptos a realizar de acordo com sua faixa etária (idade cronológica) de desenvolvimento.

Protocolo de avaliação utilizado

No início do programa de intervenção de TO, aplica-se o protocolo de avaliação cognitiva funcional. O processo de avaliação realizado é baseado na observação clínica durante as sessões, e na aplicação de instrumentos nas crianças e pais/cuidadores.

Os instrumentos apresentados abaixo foram traduzidos para versão brasileira e serão objeto de validação transcultural:

- A avaliação das atividades de vida diária (versão traduzida). *The Roll Evaluation of Activities of Life* (The Real)[11] – avaliação do desempenho de crianças e adolescentes nas atividades básicas e instrumentais de vida diária. Faixa etária: 2 a 18 anos.

- *Core Set* CIF – versão adaptada da Classificação Internacional de Funcionalidade de Crianças e Jovens (CIF)[12], é utilizado para averiguar as funções mentais e as estruturas do corpo; atividades e participação; e interações interpessoais, no início e no fim do tratamento para avaliar possíveis mudanças durante todo processo terapêutico ocupacional, além da observação clínica nas sessões de TO e relato dos familiares por meio do grupo de orientação de AVD. No fim do tratamento, um relatório de TO é realizado com o objetivo de descrever os resultados e propor estratégias para melhora dos aspectos cognitivos e funcionais.

CONTEÚDO COMPLEMENTAR

Os *slides* coloridos (pranchas) em formato PDF para uso nas sessões de atendimento estão disponíveis em uma plataforma digital exclusiva (manoleeducacao.com.br/conteudo-complementar/saude).

Utilize o *QR code* abaixo, digite o *voucher* OCUPACIONAL (usar letras maiúsculas) e cadastre seu *login* (*e-mail*) e senha para ingressar no ambiente virtual.

O prazo para acesso a esse material limita-se à vigência desta edição.

PARTE I – CRIANÇAS

DISCUSSÃO

A proposta de um programa de intervenção de terapia ocupacional (TO) com foco nas atividades de vida diária (AVD) de crianças com transtornos mentais surgiu da experiência clínica da TO inserida no contexto multidisciplinar do Hospital Dia Infantil (HDI) do Serviço de Psiquiatria da Infância e Adolescência do Instituto de Psiquiatria do Hospital das Clínicas da Faculdade de Medicina da Universidade de São Paulo (SEPIA-IPq-HCFMUSP). Observam-se nesse contexto de tratamento de semi-internação intensiva (intervenções diárias em um período de 3 meses) e de alta complexidade as necessidades de cuidado intensivo e de avaliação em diversos aspectos do tratamento: o auxílio diagnóstico clínico-psiquiátrico, psicológico, terapêutico ocupacional, fonoaudiólogo, pedagógico, social, entre outros.

O papel da TO é fundamental para o desempenho ocupacional e funcional de crianças e adolescentes ainda em processo de desenvolvimento. A execução de atividades de AVD no *setting* terapêutico possibilita o real desempenho ocupacional, além de proporcionar o aprendizado de várias atividades. Quanto mais precocemente se atuar na reabilitação/habilitação de crianças, mais significativos serão os resultados e o impacto em termos de prejuízos ocupacionais na vida adulta.

MATERIAIS SUGERIDOS

Objetos pessoais de autocuidado, equipamentos de cozinha, utensílios domésticos, objetos pessoais, de autocuidado e de apresentação pessoal (roupas, sapatos etc.).

Revistas, panfletos de supermercados e lojas, jogos comerciais, cognitivos e de sites de internet.

Materiais gráficos e de artesanato.

Fichas e materiais.

ATIVIDADES DE VIDA DIÁRIA PARA AS CRIANÇAS CUIDAREM DE SI MESMAS

Como já definido anteriormente, as atividades de vida diária (AVD) são consideradas parte das "áreas da ocupação" definidas como vários tipos de atividades desempenhadas por uma pessoa no cotidiano. Considera-se importante avaliar as habilidades, capacidades e desempenho de as crianças realizarem de forma independente e com autonomia suas atividades do dia a dia. Em se tratando de crianças com transtornos mentais/emocionais, elas não desempenham suas atividades diárias em razão de algum tipo de barreira, seja ela dependência do outro, falta de capacidade, habilidades ou fatores emocionais que interferem na realização adequada de suas atividades cotidianas. Pais e cuidadores podem ser orientados a ajudarem seus filhos a desenvolverem habilidades de vida independente em qualquer idade. Cuidado próprio, do lar e habilidades de viver em comunidade podem ser graduais e adaptadas para conhecer a necessidade específica de seu filho e seu nível de habilidade. O Quadro 1 a seguir descreve as atividades que a criança deveria estar apta a realizar de acordo com sua faixa etária (idade cronológica) de desenvolvimento.

Quadro I   Desenvolvimento de habilidades de vida independente de crianças de 5 a 10 anos

5 anos

Habilidades para vestir-se
- Tirar uma camiseta
- Vestir e abotoar botões de camisa e jaqueta
- Fechar um zíper de uma jaqueta
- Tirar calças ou shorts com elástico
- Colocar e apertar calças com botões ou encaixe
- Tirar sapatos
- Colocar os sapatos (com exceção a sapatos sem fecho)
- Colocar e tirar roupa íntima
- Escolher roupas que são apropriadas para o dia (estação e ocasião)
- Ajustar a roupa no corpo apropriadamente
- Pegar roupa na área de armazenamento (armário)

Habilidades no toalete
- Indicar quando está molhado/sujo
- Ter controle sobre o intestino e a bexiga durante a noite e no resto do dia
- Indicar quando precisa usar o banheiro
- Ir ao banheiro urinar e evacuar
- Entrar e sair com segurança do toalete
- Manter o corpo em segurança enquanto usa o banheiro (evitar quedas)
- Abaixar e levantar a roupa
- Completar todas as tarefas de higiene no toalete
- Completar a sequência incluindo usar o banheiro, limpar-se e lavar as mãos

Habilidade para higiene e limpeza pessoal
- Ter acesso à pia e obter materiais para a limpeza pessoal
- Lavar, enxaguar e secar bem o rosto e as mãos
- Cuidar bem do nariz (assoar o nariz)
- Pentear o cabelo (sem incluir nós)
- Colocar creme dental na escova de dente
- Escovar bem os dentes
- Cuspir creme dental
- Tolerar corte de cabelo
- Obter sabão e produtos de higiene para o banho
- Entrar e sair do banho com segurança
- Lavar, enxaguar e secar bem o corpo
- Manter uma posição do corpo segura enquanto toma banho

(continua)

Quadro 1 Desenvolvimento de habilidades de vida independente de crianças de 5 a 10 anos (*continuação*)

Habilidades para comer • Comer todas as texturas de alimentos e misturadas • Comer comida de todos os grupos • Utilizar adequadamente colher ou garfo no movimento de levar à boca • Usar adequadamente a colher e o garfo • Usar uma faca para espalhar a comida (manteiga) • Saber beber utilizando um copo comum • Saber usar o canudo para beber • Subir e sair da cadeira da cozinha com segurança
Outras habilidades motoras funcionais • Entrar e sair da cama com segurança • Entrar e sair de móveis macios com segurança • Obter todos os itens da área de lazer • Acesso ao chão • Transportar itens para uso pessoal na casa • Obter itens prontos para comer na cozinha • Obter itens para preparar a refeição e comida • Entrar e sair de veículos com segurança • Lidar com o cinto de segurança em veículos
Tarefas domésticas • Recolher pertences ou brinquedos com a assistência de um adulto • Recolher pertences ou brinquedos quando o adulto pedir • Preparar e limpar a mesa com a assistência de um adulto nas refeições
Habilidades de segurança • Notificar um adulto quando se machucar • Conseguir discar o número de emergência (190) • Seguir regras de segurança quando fala com estranhos • Ter consciência quando for pedido que deixe o local com uma pessoa não familiar
6 anos
Habilidades para vestir-se • Completar de forma independente todas as habilidades para vestir-se
Habilidade no toalete • Completar independentemente todas as atividades no banheiro

(continua)

Quadro I   Desenvolvimento de habilidades de vida independente de crianças de 5 a 10 anos (*continuação*)

Habilidades para higiene pessoal e limpeza pessoal
- Ter acesso à pia e obter materiais para a limpeza pessoal
- Lavar, enxaguar e secar bem as mãos
- Lavar, enxaguar e secar bem o rosto
- Cuidar bem do nariz (assoar o nariz)
- Pentear o cabelo (sem incluir nós)
- Arrumar o cabelo
- Obter sabão e produtos de higiene para o banho.
- Entrar e sair do banho com segurança
- Lavar, enxaguar e secar bem o corpo
- Manter uma posição do corpo segura enquanto toma banho

Habilidades para comer
- Comer todas as texturas de comida (purê, macio, duro e crocante)
- Comer texturas misturadas (cozidos, frutas e iogurte)
- Comer comida de todos os grupos
- Levar a comida com a colher ou o garfo para a boca
- Usar bem a colher
- Usar bem o garfo
- Usar uma faca para espalhar a comida (manteiga)
- Saber beber utilizando um copo comum
- Saber usar canudo para beber
- Derramar líquido de um jarro para um copo

Outras habilidades motoras funcionais
- Entrar e sair da cama com segurança
- Entrar e sair de móveis macios com segurança
- Obter todos os itens da área de lazer
- Acesso ao chão
- Transportar itens para uso pessoal na casa
- Obter itens prontos para comer na cozinha
- Obter itens para preparar a refeição e a comida
- Entrar e sair de veículos com segurança
- Lidar com o cinto de segurança em veículos de forma independente

Tarefas domésticas
- Recolher os pertences ou brinquedos com a assistência de um adulto
- Recolher os pertences ou brinquedos quando pedirem
- Preparar e limpar a mesa com a assistência de um adulto nas refeições

(continua)

Quadro 1 Desenvolvimento de habilidades de vida independente de crianças de 5 a 10 anos (*continuação*)

Habilidades relacionadas à escola
▪ Trazer todos os materiais necessários para casa a fim de fazer a lição de casa, trabalho ou projeto
▪ Fazer a lição de casa e entregar a tempo
Deslocar-se
▪ Destrancar e abrir a porta para sair da casa de forma independente
Habilidades de segurança
▪ Notificar um adulto quando se machucar
▪ Conseguir discar o número de emergência (190)
▪ Conseguir prestar os primeiros socorros: curativo/gelo
▪ Seguir regras de segurança quando fala com estranhos
▪ Ter consciência quando for pedido que deixe o local com uma pessoa não familiar
▪ Seguir com segurança regras sobre o fogo e saber agir com segurança
7 anos
Habilidades para vestir-se
▪ Completar de forma independente todas as habilidades para vestir-se
Habilidade no toalete
▪ Completar independentemente todas as atividades no banheiro
Habilidades para higiene pessoal e limpeza pessoal
▪ Ter acesso à pia e obter materiais para a limpeza pessoal
▪ Lavar, enxaguar e secar bem as mãos
▪ Lavar, enxaguar e secar bem o rosto
▪ Cuidar bem do nariz (assoar o nariz).
▪ Pentear o cabelo (sem incluir os nós)
▪ Pentear o cabelo e lidar com os nós
▪ Colocar creme dental na escova de dente
▪ Escovar bem os dentes
▪ Cuspir creme dental
▪ Cuidadosamente usar enxaguante bucal
▪ Tolerar corte de cabelo
▪ Obter sabão e produtos de higiene para o banho
▪ Entrar e sair do banho com segurança
▪ Lavar, enxaguar e secar bem o corpo
▪ Manter uma posição do corpo segura enquanto toma banho

(*continua*)

Quadro 1   Desenvolvimento de habilidades de vida independente de crianças de 5 a 10 anos (*continuação*)

Preparação de refeição ▪ Preparar lanches frios (frutas) ou refeições (cereal, sanduíche) de forma independente
Outras habilidades motoras funcionais ▪ Entrar e sair da cama com segurança ▪ Entrar e sair de móveis macios com segurança ▪ Obter todos os itens da área de lazer ▪ Acesso ao chão ▪ Transportar itens para uso pessoal na casa ▪ Obter itens prontos para comer na cozinha ▪ Obter itens para preparar a refeição e a comida ▪ Utilizar aparelhos de cozinha ▪ Entrar e sair de veículos com segurança ▪ Lidar com o cinto de segurança em veículos de forma independente
Tarefas domésticas ▪ Recolher pertences ou brinquedos com a assistência de um adulto ▪ Recolher pertences ou brinquedos quando pedirem ▪ Preparar e limpar a mesa com a assistência de um adulto nas refeições
Habilidades relacionadas à escola ▪ Levar todos os materiais necessários para escola ▪ Trazer para casa todos os materiais necessários para fazer a lição de casa, trabalho ou projeto ▪ Fazer a lição de casa e entregar a tempo ▪ Transmitir as mensagens entre a professora e os cuidadores
Lidar com dinheiro e compras ▪ Identificar o valor das moedas e das contas ▪ Fazer uma compra simples em uma loja com assistência
Deslocar-se ▪ Destrancar e abrir a porta para sair da casa de forma independente ▪ Seguir ruas básicas de forma segura ▪ Pegar o ônibus para ir e voltar da escola de forma segura

(continua)

Quadro 1   Desenvolvimento de habilidades de vida independente de crianças de 5 a 10 anos (*continuação*)

Habilidades de segurança ■ Notificar um adulto quando se machucar ■ Conseguir discar o número de emergência (190) ■ Conseguir prestar os primeiros socorros: curativos/gelo ■ Seguir regras de segurança quando fala com estranhos ■ Ter consciência quando for pedido que deixe o local com uma pessoa não familiar ■ Seguir com segurança regras sobre fogo e saber agir com segurança
8 anos
Habilidades para vestir-se ■ Completar de forma independente todas as habilidades para vestir-se
Habilidade no toalete ■ Completar independentemente todas as atividades no banheiro
Habilidades para higiene pessoal e limpeza pessoal ■ Ter acesso à pia e obter materiais para a limpeza pessoal ■ Lavar, enxaguar e secar bem as mãos ■ Lavar, enxaguar e secar bem o rosto ■ Cuidar bem do nariz (assoar o nariz) ■ Pentear o cabelo (sem incluir os nós) ■ Arrumar o cabelo ■ Colocar creme dental na escova de dente ■ Escovar bem os dentes ■ Cuidadosamente usar enxaguante bucal ■ Tolerar corte de cabelo ■ Obter sabão e produtos de higiene para o banho ■ Entrar e sair do banho com segurança ■ Lavar, enxaguar e secar bem o corpo ■ Manter uma posição do corpo segura enquanto toma banho
Aparelhos para cuidado pessoal ■ Usar aparelhos para cuidado pessoal como lente de contato, óculos, aparelho auditivo, órteses etc.

(*continua*)

Quadro 1 Desenvolvimento de habilidades de vida independente de crianças de 5 a 10 anos (*continuação*)

Habilidades para comer
▪ Comer todas as texturas de comida
▪ Comer texturas misturadas
▪ Comer alimentos de todos os grupos
▪ Usar bem a colher e o garfo
▪ Usar uma faca para espalhar a comida (manteiga)
▪ Beber de um copo comum
▪ Saber usar canudo para beber
▪ Derramar líquido de um jarro para um copo
▪ Subir e sair da cadeira da cozinha com segurança

Preparação de refeição
▪ Preparar lanches frios (frutas) ou refeições (cereal, sanduíche) de forma independente

Outras habilidades motoras funcionais
▪ Transferir-se de um mobiliário para o outro
▪ Obter materiais necessários para completar o cuidado próprio e habilidades dentro de casa

Tarefas domésticas
▪ Recolher os pertences ou brinquedos quando for solicitado
▪ Arrumar e limpar a mesa com a assistência de um adulto
▪ Arrumar e limpar a mesa de forma independente
▪ Colocar para lavar a própria roupa

Habilidades relacionadas à escola
▪ Levar todos os materiais necessários para escola
▪ Trazer para casa todos os materiais necessários para fazer a lição de casa, trabalho ou projeto
▪ Fazer a lição de casa e entregar a tempo
▪ Usar um sistema de organização para manter em ordem os deveres, provas e projetos
▪ Transmitir as mensagens entre a professora e a cuidadora
▪ Retomar o conteúdo escolar em caso de falta e completar a tarefa

Lidar com dinheiro e compras
▪ Identificar o valor das moedas e das contas
▪ Fazer uma compra simples em uma loja de forma independente

(continua)

Quadro 1   Desenvolvimento de habilidades de vida independente de crianças de 5 a 10 anos (*continuação*)

Deslocar-se ▪ Destrancar e abrir a porta para sair da casa de forma independente ▪ Seguir ruas básicas de forma segura ▪ Pegar o ônibus para ir e voltar da escola de forma segura
Habilidades de segurança ▪ Notificar um adulto quando se machucar ▪ Conseguir discar o número de emergência (190) ▪ Conseguir prestar os primeiros socorros: curativos/gelo ▪ Seguir regras de segurança quando fala com estranhos ▪ Ter consciência quando for pedido que deixe o local com uma pessoa não familiar ▪ Seguir com segurança regras sobre fogo e saber agir com segurança
9 anos
Habilidades para vestir-se ▪ Completar de forma independente todas as habilidades para vestir-se
Habilidade no toalete ▪ Completar independentemente todas as atividades no banheiro
Habilidades para higiene pessoal e limpeza pessoal ▪ Ter acesso à pia e obter materiais para a limpeza pessoal ▪ Lavar, enxaguar e secar bem as mãos ▪ Lavar, enxaguar e secar bem o rosto ▪ Cuidar bem do nariz (assoar o nariz) ▪ Pentear o cabelo e lidar com nós ▪ Arrumar o cabelo ▪ Colocar creme dental na escova de dente ▪ Escovar bem os dentes ▪ Cuidadosamente usar enxaguante bucal ▪ Tolerar corte de cabelo ▪ Obter sabão e produtos de higiene para o banho ▪ Entrar e sair do banho com segurança ▪ Lavar, enxaguar e secar bem o corpo ▪ Manter uma posição do corpo segura enquanto toma banho
Aparelhos para cuidado pessoal ▪ Usar aparelhos para cuidado pessoal como lente de contato, óculos, aparelho auditivo, órteses etc.

(*continua*)

Quadro 1   Desenvolvimento de habilidades de vida independente de
crianças de 5 a 10 anos (*continuação*)

Habilidades para comer ■ Comer todas as texturas de comida ■ Comer texturas misturadas ■ Comer comida de todos os grupos ■ Usar bem a colher e o garfo ■ Usar uma faca para espalhar a comida (manteiga) ■ Beber de um copo comum ■ Saber usar canudo para beber ■ Subir e sair da cadeira da cozinha com segurança
Preparação de refeição ■ Preparar lanches frios (batatas, frutas) ou refeições (cereal, sanduíche) de forma independente ■ Usar o micro-ondas para esquentar a refeição de forma segura ■ Usar eletrodomésticos da cozinha de forma segura para preparar uma refeição (torradeira, sanduicheira, liquidificador)
Outras habilidades motoras funcionais ■ Transferir-se de um mobiliário para outro ■ Obter materiais necessários para completar o cuidado próprio e habilidades dentro de casa
Tarefas domésticas ■ Recolher os pertences ou brinquedos quando for solicitado ■ Seguir uma lista de tarefas domésticas e completar as tarefas de forma independente ■ Arrumar e limpar a mesa com a assistência de um adulto ■ Completar tarefas domésticas leves de forma independente (espanar e varrer) ■ Colocar para lavar a própria roupa
Habilidades relacionadas à escola ■ Completar de forma independente todas as habilidades relacionadas à escola
Lidando com dinheiro e compras ■ Identificar o valor das moedas e das contas ■ Fazer uma compra simples em uma loja de forma independente ■ Identificar se o troco dado depois de uma compra está certo

(continua)

Quadro 1   Desenvolvimento de habilidades de vida independente de crianças de 5 a 10 anos (*continuação*)

Deslocar-se ■ Destrancar e abrir a porta para sair da casa de forma independente ■ Usar uma chave para destrancar a porta e entrar em casa ■ Ir para um lugar familiar de forma independente ■ Seguir orientações escritas ou verbais para uma localização perto ■ Seguir ruas básicas de forma segura ■ Pegar o ônibus para ir e voltar da escola de forma segura
Habilidades de segurança ■ Conseguir receber e fazer ligações ■ Notificar um adulto quando se machucar ■ Conseguir discar o número de emergência (190) ■ Conseguir prestar os primeiros socorros: curativos, gelo ■ Seguir regras de segurança quando fala com estranhos ■ Ter consciência quando for pedido que deixe o local com uma pessoa não familiar ■ Seguir com segurança regras sobre fogo e saber agir com segurança ■ Identificar a localização de extintores ■ Saber planos para desastres naturais pela área geográfica (enchentes, incêndio, desmoronamento etc.)
10 anos
Habilidades para vestir-se ■ Completar de forma independente todas as habilidades para vestir-se
Habilidades femininas para vestir-se ■ Colocar e tirar sutiãs
Habilidade no toalete ■ Completar independentemente todas as atividades no banheiro
Habilidades para higiene pessoal e limpeza pessoal ■ Ter acesso à pia e obter materiais para a limpeza pessoal ■ Lavar, enxaguar e secar bem as mãos ■ Lavar, enxaguar e secar bem o rosto ■ Cuidar bem do nariz (assoar o nariz) ■ Pentear o cabelo e lidar com nós ■ Arrumar o cabelo ■ Colocar creme dental na escova de dente ■ Escovar bem os dentes

(continua)

Quadro 1 Desenvolvimento de habilidades de vida independente de crianças de 5 a 10 anos (*continuação*)

- Cuidadosamente usar enxaguante bucal
- Tolerar corte de cabelo
- Obter sabão e produtos de higiene para o banho
- Entrar e sair do banho com segurança
- Lavar, enxaguar e secar bem o corpo
- Manter uma posição do corpo segura enquanto toma banho

Aparelhos para cuidado pessoal
- Usar aparelhos para cuidado pessoal como lente de contato, óculos, aparelho auditivo, órteses etc.

Habilidades para comer
- Comer todas as texturas de comida
- Comer texturas misturadas
- Saber usar utensílios para cortar a comida
- Saber derramar líquidos de uma jarra

Preparação de refeição
- Preparar lanches frios (frutas) ou refeições (cereal, sanduíche) de forma independente
- Usar o micro-ondas para esquentar a refeição de forma segura
- Usar eletrodomésticos da cozinha de forma segura para preparar uma refeição (torrada, sanduicheira, liquidificador)

Outras habilidades motoras funcionais
- Transferir-se de um mobiliário para o outro
- Obter materiais necessários para completar o cuidado próprio e habilidades dentro de casa

Tarefas domésticas
- Recolher os pertences ou brinquedos quando for solicitado
- De forma independente recolher todos os pertences ou brinquedos
- Seguir uma lista de tarefas domésticas e completá-las de forma independente
- Arrumar e limpar a mesa com a assistência de um adulto
- Arrumar e limpar a mesa de forma independente
- Carregar a lava-louça ou lavar a louça de forma independente
- Completar tarefas domésticas leves de forma independente (espanar e varrer)
- Colocar para lavar a própria roupa

(*continua*)

Quadro 1   Desenvolvimento de habilidades de vida independente de crianças de 5 a 10 anos (*continuação*)

Habilidades relacionadas à escola
■ Completar de forma independente todas as habilidades relacionadas à escola
Lidar com dinheiro e compras
■ Identificar o valor das moedas e das contas
■ Fazer uma compra simples em uma loja de forma independente
■ Identificar se o troco dado depois de uma compra está certo
Deslocar-se
■ Destrancar e abrir a porta para sair da casa de forma independente
■ Usar uma chave para destrancar a porta e entrar em casa
■ Viajar para um lugar familiar de forma independente
■ Seguir direções escritas ou verbais para uma localização próxima
■ Seguir ruas básicas de forma segura
■ Pegar o ônibus para ir e voltar da escola de forma segura
Habilidades de segurança
■ Conseguir receber e fazer ligações
■ Notificar um adulto quando se machucar
■ Conseguir discar o número de emergência (190)
■ Conseguir prestar os primeiros socorros: curativos/gelo
■ Seguir regras de segurança quando fala com estranhos
■ Ter consciência quando for pedido que deixe o local com uma pessoa não familiar
■ Seguir com segurança regras sobre fogo e saber um plano seguro
■ Identificar a localização de extintores
■ Seguir com segurança regras sobre o fogo e agir com segurança
■ Saber planos para desastres naturais pela área geográfica (desmoronamento, enchentes, incêndio etc.)

Adaptado de: *The Roll Evaluation of Activities of Life (The Real)*[11]. Versão traduzida para o português. Tradução realizada pela aluna do aperfeiçoamento de TO Andressa Piacsek e autora.

ATIVIDADES BÁSICAS DE VIDA DIÁRIA (ABVD)

SESSÃO 1 – ROTINA DIÁRIA DE HIGIENE (PARTE 1)

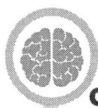

Objetivo

- Estimular e orientar as crianças para a realização das ABVD relacionadas à higiene pessoal de forma geral e abrangente.
- Elencar com a criança as atividades de autocuidado que são realizadas no seu dia a dia.

Materiais

Utensílios de higiene (sabonete, pasta de dentes, escova de dente, escova de cabelo etc.), livros, revistas, copos, pratos, peças de vestuário, entre outros, e imagens de crianças realizando diversas atividades incluindo as de higiene (*slides* 1.1 a 1.2, p. 107).

Análise da atividade proposta

Categorização: reconhecer, diferenciar, classificar e organizar os objetos e imagens.

Tarefas propostas

Separar os utensílios e as imagens por categorias (outros objetos são colocados sobre a mesa como distratores).

Pedir a nomeação das categorias criadas.

Cada criança deverá pegar uma imagem de autocuidado e os utensílios correspondentes à imagem. Deverá apresentar uma sequência de ações que resultem no autocuidado proposto (simulação).

Apresentação de cada criança, da escolha feita dos utensílios e imagens.

Misturar as imagens e pedir novas representações. Permitir que cada criança possa dizer e realizar as ações quando são praticadas de forma diferente da representação do colega.

O terapeuta, nesse momento, deve nomear os passos de uma escovação de dentes.

Orientação e descrição detalhada das ações

Exemplo: ABVD – escovar os dentes.

- 1º passo: separar os utensílios: escova de dente e pasta de dente.
- 2º passo: preparar-se em frente à pia com os utensílios.
- 3º passo: abrir a pasta de dente, colocar a pasta na escova (verificar a quantidade), fechar a pasta de dente.
- 4º passo: molhar a escova de dente com a pasta.
- 5º passo: escovar os dentes por aproximadamente 2 minutos.
- 6º passo: enxaguar a boca, bochechar e cuspir na pia.
- 7º passo: secar a boca, a escova de dente e guardar o material.

Observação

O enxague pode ser feito com o uso de um copinho destinado para essa finalidade.

Tarefa de casa

Pedir para a criança preencher em casa a ficha do passo a passo da escovação dos dentes (*slide* 1.3, p. 108).

Reforçar a importância da realização das atividades de autocuidado.

Principais funções mentais e atividades e participação estimuladas de acordo com a CIF

Funções da energia e de impulsos (b130); funções da atenção (b140); funções da memória (b144); funções psicomotoras (b147); funções cognitivas superiores (b164); funções mentais de sequenciamento de movimentos complexos (b176); observar (d110); ouvir (d115); concentrar a atenção (d160); realizar uma tarefa única (d210); realizar a rotina diária (d230).

Observação

A definição das funções mentais e atividades e participação encontram-se na CIF.

SESSÃO 2 – ROTINA DIÁRIA DE HIGIENE (PARTE 2)

Objetivo

- Estimular e orientar as crianças para a realização das ABVD relacionadas à higiene pessoal focando em atividades mais específicas (banho e uso do banheiro).
- Orientar e treinar a criança para as atividades de autocuidado.

Materiais

Imagens de noções básicas, uso adequado do banheiro e bons hábitos de higiene (*slide* 1.4, p. 108).

Análise da atividade proposta

Noções básicas de higiene: melhorar e estabelecer uma rotina de autocuidado.

Uso adequado do banheiro (vaso sanitário, banho, higiene dentária e cuidado com as partes íntimas).

Hábitos: desenvolvimento de bons hábitos de higiene.

Tarefas propostas

Apresentar as fichas de autocuidado (*slide* 1.26, p. 119) e pedir para as crianças descreverem as atividades apresentadas.

Pedir a representação de como realizam cada uma dessas atividades.

Permitir que as crianças possam completar e/ou modificar as representações em função de suas próprias experiências de autocuidado.

Orientação e descrição detalhada das ações

Exemplo: ABVD – banho.

- 1º passo: separar os utensílios: sabonete, toalha, shampoo.
- 2º passo: colocar os utensílios no banheiro.
- 3º passo: tirar a roupa.
- 4º passo: ligar o chuveiro.
- 5º passo: molhar o corpo e ensaboar o corpo com esponja ou bucha para banho (pedir para as crianças dizerem onde devem passar a bucha).
- 6º passo: retirar o sabonete.
- 7º passo: molhar o cabelo, colocar o shampoo, esfregar o couro cabeludo, e retirar o shampoo.
- 8º passo: desligar o chuveiro.
- 9º passo: passar a toalha no corpo dentro do espaço do banho. Secar os pés e sair.
- 10º passo: vestir-se.

Tarefa de casa

Pedir para a criança preencher em casa a ficha do passo a passo de tomar banho (*slide* 1.5, p. 109.)

Reforçar a importância da realização das atividades de autocuidado.

Principais funções mentais e atividades e participação estimuladas de acordo com a CIF

Funções da energia e de impulsos (b130); funções da atenção (b140); funções da memória (b144); funções psicomotoras (b147); funções cognitivas superiores (b164); funções mentais de sequenciamento de movimentos complexos (b176); observar (d110); ouvir (d115); concentrar a atenção (d160); realizar uma tarefa única (d210); realizar a rotina diária (d230); lavar-se (d510), cuidado das partes do corpo (d520); cuidados relacionados aos processos de excreção (d530).

Observação

A definição das funções mentais e atividades e participação encontram-se na CIF.

SESSÃO 3 – APRESENTAÇÃO PESSOAL: VESTUÁRIO

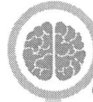

Objetivo

- Estimular e orientar as crianças para a realização das ABVD relacionadas a vestuário e apresentação pessoal.

Materiais

Peças de vestuário ou imagens de tipos de vestuário (sociais, esportivos, uniformes, sapatos, chinelos etc.) (*slides* 1.6 a 1.8, pp. 109 a 110). Imagens de vestuário de revistas e catálogos.

Análise da atividade proposta

Categorização: reconhecer, diferenciar, classificar e organizar os tipos de vestuários (roupas, objetos e acessórios).

Aprender a fazer escolhas e selecionar as preferências.

Noções básicas de apresentação pessoal (vestuário).

Tarefas propostas

Cada criança escolherá uma peça de vestuário de que mais gosta ou que gostaria de usar.

Cada criança deverá explicitar sua escolha.

Questionamentos para serem respondidos: Em que situações devemos usar determinado vestuário?

Orientação e treino de AVD.

Orientações e descrição detalhada das ações

Exemplo: ABVD – vestuário.
- 1º passo: separar as peças de vestuário por categoria.
- 2º passo: escolher suas preferências de vestuário (estilo próprio).
- 3º passo: falar a respeito da escolha e situações de uso do vestuário.

Tarefa de casa

Pedir para a criança preencher em casa a ficha do passo a passo de um momento de troca de roupa (passo a passo do vestuário) (*slide* 1.9, p. 111).
Reforçar a importância da realização das atividades de autocuidado.

Principais funções mentais e atividades e participação estimuladas de acordo com a CIF

Funções da energia e de impulsos (b130); funções da atenção (b140); funções da memória (b144); funções psicomotoras (b147); funções cognitivas superiores (b164); funções mentais de sequenciamento de movimentos complexos (b176); observar (d110); ouvir (d115); concentrar a atenção (d160); realizar uma tarefa única (d210); realizar a rotina diária (d230); lavar-se (d510); cuidado das partes do corpo (d520); cuidados relacionados aos processos de excreção (d530); vestir-se (d540).

Observação

A definição das funções mentais e atividades e participação encontram-se na CIF.

SESSÃO 4 – ALIMENTAÇÃO

Objetivo

- Estimular e orientar as crianças para a realização das ABVD relacionadas à alimentação.

Materiais

Imagens de frutas, verduras, alimentos prontos, doces, salgados etc. (*slides* 1.10 a 1.11, pp. 111 e 112) Esses materiais também podem ser confeccionados com imagens de revistas, catálogos de supermercado e embalagens de produtos. Brinquedos de plásticos (frutas, verduras etc.) podem ser utilizados, assim como utensílios alimentares (talheres, pratos, copos etc.).

Análise da atividade proposta

Categorização: reconhecer, diferenciar, classificar e organizar as imagens de alimentos e frutas.

Noções básicas de alimentação realizadas no dia a dia (diferentes refeições).

Hábitos e rotina diária (estimular para o desenvolvimento da boa alimentação e bons hábitos).

Tarefas propostas

Cada criança escolherá seus alimentos por categorias (frutas, verduras, doces, salgados etc.) e de acordo com a preferência: do que mais gostam, do que menos gostam e do que não gostam.

As crianças devem relatar os alimentos que consideram saudáveis e não saudáveis.

Cada criança deverá montar um cardápio descrevendo as refeições por categoria (massas, carnes, saladas, sobremesas, bebida etc.).

Orientação e treino de AVD.

Orientação e descrição detalhada das ações

Exemplo: ABVD – alimentação.

1º passo: escolher dos alimentos por categoria.

2º passo: escolher por preferência de alimentos.

3º passo: separar as imagens só de alimentos saudáveis.

4º passo: montar o cardápio (escolher 2 refeições simples para as sessões a seguir).

Tarefa de casa

Pedir para a criança preencher em casa a ficha do passo a passo da preparação de um alimento simples (*slides* 1.12 e 1.13, pp. 112 e 113).

Reforçar a importância da alimentação adequada.

Principais funções mentais e atividades e participação estimuladas de acordo com a CIF

Funções da energia e de impulsos (b130); funções da atenção (b140); funções da memória (b144); funções psicomotoras (b147); funções cognitivas superiores (b164); funções mentais de sequenciamento de movimentos complexos (b176); observar (d110); ouvir (d115); concentrar a atenção (d160); realizar uma tarefa única (d210); realizar a rotina diária (d230); lavar-se (d510); cuidado das partes do corpo (d520); cuidados relacionados aos processos de excreção (d530); vestir-se (d540); comer (d550).

Observação

A definição das funções mentais e atividades e participação encontram-se na CIF.

ATIVIDADES INSTRUMENTAIS DE VIDA DIÁRIA (AIVD)

SESSÃO 5 – ATIVIDADES DE CULINÁRIA (PARTE 1)

Objetivo

- Estimular e orientar as crianças para a realização de AIVD relacionadas às atividades de culinária (preparo de alimentos simples de acordo com a faixa etária).

Materiais

Produtos alimentícios (*slide* 1.14, p. 113), utensílios domésticos (sanduicheira, talheres, pratos etc.). No Serviço de Terapia Ocupacional do IPq-HCFMUSP, os materiais utilizados são adquiridos exclusivamente para a realização dessas atividades.

Análise da atividade proposta

Favorecer o aprendizado do estabelecimento de metas e fazer escolhas.

Melhorar funções executivas (estimulando a iniciativa, o planejamento, a memória de trabalho, controle inibitório, flexibilidade mental etc.).

Interação grupal: realizar atividades em grupo para aprendizado de divisão de tarefas e de fazer escolhas conjuntas.

Desenvolver autonomia para a realização de tarefas simples e de necessidade pessoal.

Cuidados básicos (segurança e higienização) para a realização de atividades de culinária.

Tarefas propostas

Será feita a higienização das mãos e do material utilizado.

O grupo de crianças escolherá (atividade grupal) um lanche para preparar, de acordo com os ingredientes apresentados.

Após a escolha, os ingredientes e utensílios serão separados e será iniciada a preparação da tarefa.

Realização da atividade de culinária escolhida.

Entregar a ficha para a criança preencher da preparação de um alimento simples (*slides* 1.12 e 1.13, pp. 112 e 113).

Orientação detalhada das ações

Exemplo: AIVD – preparação de alimentos simples.

- 1º passo: higienizar as mãos.
- 2º passo: separar os utensílios e os ingredientes que serão utilizados.
- 3º passo: higienizar os utensílios, os alimentos e, se necessário, a mesa.
- 4º passo: servir o alimento preparado.
- 5º passo: lavar e limpar os utensílios e o espaço utilizados.

Principais funções mentais e atividades e participação estimuladas de acordo com a CIF

Funções da energia e de impulsos (b130); funções da atenção (b140); funções da memória (b144); funções psicomotoras (b147); funções cognitivas superiores (b164); funções mentais de sequenciamento de movimentos complexos (b176); observar (d110); ouvir (d115); concentrar a atenção (d160); realizar uma tarefa única (d210); realizar a rotina diária (d230); lavar-se (d510); cuidado das partes do corpo (d520); cuidados relacionados aos processos de excreção (d530); vestir-se (d540); comer (d550).

Observação

A definição das funções mentais e atividades e participação encontram-se na CIF. Os alimentos preparados poder ser consumidos pelo grupo de crianças e oferecidos para demais membros do grupo.

SESSÃO 6 – ATIVIDADES DE CULINÁRIA (PARTE 2)

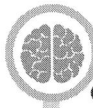

Objetivo

- Estimular e orientar as crianças para a realização de AIVD relacionadas às atividades de culinária (preparo de alimentos simples de acordo com a faixa etária).

Materiais

Utensílios de cozinha (*slide* 1.15, p. 114) e ingredientes de uma receita (seguir as etapas de uma receita). No Serviço de Terapia Ocupacional do IPq--HCFMUSP, os materiais utilizados são adquiridos exclusivamente para a realização dessas atividades.

Análise da atividade proposta

Favorecer o aprendizado do estabelecimento de metas e fazer escolhas.

Melhorar funções executivas (estimulando a iniciativa, o planejamento, a memória de trabalho, controle inibitório, flexibilidade mental etc.).

Interação grupal: realizar atividades em grupo para aprendizado de divisão de tarefas e de fazer escolhas conjuntas.

Desenvolver autonomia para a realização de tarefas mais complexas de acordo com sua faixa etária.

Cuidados básicos (segurança e higienização) para a realização de atividades de culinária.

Tarefas propostas

Será feita a higienização das mãos e do material utilizado.

O grupo de crianças (atividade grupal) escolherá uma receita para ser preparada durante a sessão.

Realização da atividade de culinária escolhida.

Entregar uma ficha para a criança preencher uma preparação de uma culinária simples (*slides* 1.12 e 1.13, pp. 112 e 113).

Orientação detalhada das ações

Exemplo: AIVD – preparação de alimentos simples.

- 1º passo: higienizar as mãos.
- 2º passo: separar os utensílios e os ingredientes que serão utilizados.
- 3º passo: higienizar os utensílios,os alimentos e, se necessário, a mesa.
- 4º passo: servir o alimento preparado.
- 5º passo: lavar e limpar os utensílios e o espaço utilizados.

Principais funções mentais e atividades e participação estimuladas de acordo com a CIF

Funções da energia e de impulsos (b130); funções da atenção (b140); funções da memória (b144); funções psicomotoras (b147); funções cognitivas superiores (b164); funções mentais de sequenciamento de movimentos complexos (b176); observar (d110); ouvir (d115); concentrar a atenção (d160); realizar uma tarefa única (d210); realizar a rotina diária (d230); preparação de refeições (d630).

Observação

A definição das funções mentais e atividades e participação encontram-se na CIF. Os alimentos preparados poder ser consumidos pelo grupo de crianças e oferecidos para demais membros do grupo.

SESSÃO 7 – ATIVIDADES DOMÉSTICAS

Objetivo

- Estimular e orientar as crianças para a realização de AIVD relacionadas às atividades domésticas (atividades domésticas básicas e de acordo com a faixa etária).

Materiais

Imagens de produtos de limpeza, de mobílias, de utensílios e objetos domésticos etc. (*slides* 1.16 a 1.18, pp. 114 e 115). Podem ser utilizadas imagens de revistas, da internet ou de catálogos de produtos domésticos.

Análise da atividade proposta

Categorização: reconhecer, diferenciar, classificar e organizar objetos e produtos de uso diário.

Hábitos e rotina diária (estimular para a organização, limpeza e cuidado com os pertences pessoais).

Melhorar funções executivas (estimulando a iniciativa, o planejamento, a memória de trabalho, controle inibitório, flexibilidade mental etc.).

Desenvolver autonomia para a realização de tarefas domésticas e de necessidade pessoal.

Cuidados básicos (segurança e higienização) para a realização das atividades domésticas.

Tarefas propostas

A criança deverá separar as imagens por categoria (produtos de limpeza, mobílias e objetos domésticos etc.).

Uma dinâmica será proposta ao grupo: "Imaginem que cada um de vocês precisará limpar e/ou arrumar um cômodo ou parte da casa".

Cada criança escolherá o que irá limpar e separará as imagens que usaria para realizar a atividade na vida real.

Discussão a respeito das escolhas de cada criança e o que cada um faz na "vida real".

Orientação detalhada das ações

Exemplo: AIVD – atividades domésticas.

- 1º passo: reconhecimento e categorização dos produtos de limpeza e para que servem.
- 2º passo: utensílios de limpeza, categorização e para que servem.
- 3º passo: falar de um espaço da casa que gostaria de limpar e arrumar.
- 4º passo: definir quais seriam os produtos e utensílios que usaria.

Principais funções mentais e atividades e participação estimuladas de acordo com a CIF

Funções da energia e de impulsos (b130); funções da atenção (b140); funções da memória (b144); funções psicomotoras (b147); funções cognitivas superiores (b164); funções mentais de sequenciamento de movimentos complexos (b176); observar (d110); ouvir (d115); concentrar a atenção (d160); realizar uma tarefa única (d210); realizar a rotina diária (d230); realização das tarefas domésticas (d640).

Observação

A definição das funções mentais e atividades e participação encontram-se na CIF.

SESSÃO 8 – CUIDADOS COM OS MATERIAIS ESCOLARES

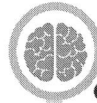

Objetivo

- Estimular e orientar as crianças para a realização de AIVD relacionadas ao cuidado e à organização dos seus materiais escolares.

Materiais

Imagens de materiais escolares ou cadernos, estojo, livros, lápis, régua etc. (*slide* 1.19, p. 116).

Análise das atividades propostas

Organização dos materiais escolares.
Espaço para o estudo.
Horário de fazer lição e estudar.

Tarefas propostas

Os materiais são distribuídos sobre a mesa.
Cada criança do grupo deve separar os materiais que utiliza.
Cada criança deve relatar como é a sua rotina de estudo (horário, tempo de estudo e espaço físico).
Quais os materiais que mais utilizam para estudar e as estratégias que usam para compreender e reter as informações.

Orientação detalhada das ações

Exemplo: AIVD – organização do material escolar.

- 1º passo: separar os materiais escolares básicos.
- 2º passo: relatar como os organizam para levar para a escola.
- 3º passo: relatar onde eles ficam armazenados em casa.
- 4º passo: relatar qual espaço utilizam da casa para estudar e fazer as tarefas.

Principais funções mentais e atividades e participação estimuladas de acordo com a CIF

Funções da atenção (b140); funções da memória (b144); funções psico-motoras (b147); funções cognitivas superiores (b164); funções mentais de sequenciamento de movimentos complexos (b176); observar (d110); concentrar a atenção (d160); realizar uma tarefa única (d210).

Observação

A definição das funções mentais e atividades e participação encontram-se na CIF.

SESSÃO 9 – LIDAR COM O DINHEIRO

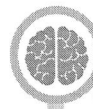

Objetivo

• Reconhecimento do dinheiro e formas de pagamento.

Materiais

Imagens de cédulas, moedas, cheques e cartão de crédito (*slide* 1.20, p. 116), produtos de supermercado e lojas (*slide* 1.21, p. 117). Uso de papel, lápis e borracha. Lista de problemas matemáticos impressos.

Análise das atividades propostas

Categorização: reconhecer e diferenciar o dinheiro.
Resolução de problemas: cálculos matemáticos simples utilizados na vida diária no que diz respeito ao uso do dinheiro.
Aprender a conferir o troco na compra de produtos.
Treinar cálculos simples.

Tarefas propostas

Cada membro deve selecionar as imagens que reconhece e o modo de utilização.
Dinâmicas para lidar com o dinheiro. Cada membro do grupo ou dos subgrupos receberá uma tarefa, cuja solução é fazer pequenos cálculos e conferir o troco. Exemplo: "Fui à padaria e comprei 6 pãezinhos (R$ 0,50/unidade). Levei R$ 20,00. Quanto o operador de caixa me deu de troco?" "Meu amigo tinha R$ 40,00 e me emprestou R$ 12,00. Com quantos reais ele ficou?".

Por meio de um sorteio, cada criança receberá uma imagem de um produto. A tarefa consiste em cada criança do grupo dar o valor aproximado do produto (os valores reais serão pesquisados na internet).

Orientação detalhada das ações

Exemplo: AIVD – atividade de lidar com dinheiro.
- 1º passo: separar as imagens de notas, cheques, cartões etc.
- 2º passo: fazer o cálculo de troco (pode usar papel e lápis).
- 3º passo: separar imagens de produtos de supermercado ou loja.
- 4º passo: dar o valor aproximado do produto escolhido.
- 5º passo: pesquisar na internet para saber o valor real do produto.

Principais funções mentais e atividades e participação estimuladas de acordo com a CIF

Funções intelectuais (b117); funções da atenção (b140); funções da memória (b144); funções cognitivas superiores (b164); funções de cálculo (b172); observar (d110); concentrar a atenção (d160); pensar (d163); calcular (d172); resolver problemas (d175).

Observação

A definição das funções mentais e atividades e participação encontram-se na CIF.

SESSÃO 10 – ORGANIZAÇÃO E CUIDADOS COM OS BRINQUEDOS

Objetivo

- Estimular e orientar a criança para o cuidado e a organização dos seus brinquedos.

Materiais

Imagens de brinquedos de revistas, catálogos (*slide* 1.22, p. 117) e brinquedos diversos e jogos.

Análise das atividades propostas

Organização e armazenamento dos seus brinquedos.
Limpeza e cuidado com os seus brinquedos.

Tarefas propostas

Os materiais são distribuídos sobre a mesa.
Cada criança do grupo deve separar os brinquedos de sua preferência.
Cada criança deve relatar onde costuma guardar os brinquedos e os cuidados que tem com eles.
Falar dos brinquedos e brincadeiras de que eles mais gostam.

Orientação detalhada das ações

Exemplo:
- 1º passo: escolher os brinquedos.
- 2º passo: cuidados, limpeza e armazenamento dos brinquedos.
- 3º passo: falar de suas brincadeiras, brinquedos e jogos.

Principais funções mentais e atividades e participação estimuladas de acordo com a CIF

Funções da atenção (b140); funções da memória (b144); funções cognitivas superiores (b164); observar (d110); concentrar a atenção (d160); realizar uma única tarefa (d210); carregar, mover e manusear objetos (d449).

Observação

A definição das funções mentais e atividades e participação encontram-se na CIF.

ATIVIDADES LÚDICAS, LAZER E ENTRETENIMENTO

SESSÃO 11 – BRINCADEIRAS E JOGOS

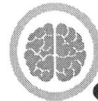

Objetivo

- Brincar, realizar atividades lúdicas e de entretenimento.

Materiais

Brinquedos diversos (jogos de encaixe, bonecos(as), carrinhos etc.) (*slides* 1.23 e 1.24, p. 118).

Análise das atividades propostas

Observação do brincar livre (manuseio dos brinquedos, comportamento lúdico, e tempo de permanência na brincadeira).

O brincar compartilhado com os demais membros do grupo.

Tarefas propostas

Favorecer a exploração de brinquedos e o brincar livre.

Orientação detalhada das ações

Exemplo:
- 1º passo: escolher os brinquedos.
- 2º passo: definir a brincadeira.
- 3º passo: observar o brincar compartilhado em grupo.

Principais funções mentais e atividades e participação estimuladas de acordo com a CIF

Funções da atenção (b140); funções da memória (b144); funções cognitivas superiores (b164); observar (d110); concentrar a atenção (d160); produção de mensagens não verbais (d335); interações interpessoais básicas (d710); relações sociais informais (d750).

Observação

A definição das funções mentais e atividades e participação encontram-se na CIF.

SESSÃO 12 – ATIVIDADES ARTESANAIS

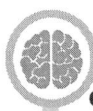

Objetivo

- Aprender técnicas de artesanato com o objetivo de trabalhar aspectos do funcionamento executivo.

Materiais

Cola, tesoura, lápis, régua, tinta, pincel, peça de madeira MDF e guarda-napo decorado ou tecido (*slide* 1.25, p. 119).

Análise das atividades propostas

Planejamento: escolher, organizar, listar o material e pensar no passo a passo.

Execução da tarefa: seguir as etapas conforme planejado, persistência na tarefa, flexibilizar e adaptar se necessário.

Conclusão da tarefa: concluir e verificar o resultado.

Tarefas propostas

Cada membro do grupo escolherá uma peça de madeira MDF e guarda-napo ou tecido da sua preferência.

O terapeuta ocupacional ensinará a técnica de artesanato e dará as instruções por escrito de como executar a atividade por etapas.

Orientação detalhada das ações

Exemplo: técnica de artesanato em madeira.
- 1º passo: prestar atenção e ler nas instruções da atividade.
- 2º passo: separar os materiais que serão utilizados.

- 3º passo: executar a atividade por etapas.
- 4º passo: concluir a tarefa.
- 5º passo: verificar o resultado.

Principais funções mentais e atividades e participação estimuladas de acordo com a CIF

Funções da atenção (b140); funções da memória (b144); funções psico-motoras (b147); funções cognitivas superiores (b164); observar (d110); concentrar a atenção (d160); aquisição de habilidades (d155); tomar decisões (d177); realizar uma única tarefa (d210); uso fino da mão (d440); uso da mão e do braço (d445).

Observação

A definição das funções mentais e atividades e participação encontram-se na CIF.

ANEXO I
ATIVIDADES BÁSICAS DE VIDA DIÁRIA (ABVD)

Exemplo de categorizações de fichas de ABVD:

- Higiene: escovar os dentes, tomar banho, lavar e escovar o cabelo e usar o banheiro.
- Vestuário: vestir-se e calçar os sapatos.
- Alimentação: café da manhã, almoço, lanche e jantar.
- Planejamento e iniciativa: para a realização de atividades de cuidado pessoal.
- Hábitos: desenvolvimento de bons hábitos de higiene.
- Orientação e treino de ABVD (tarefa de casa).

Ficha de atividades básicas de vida diária

Nome:_____.

Idade_____.   Data:_____.

Rotina diária de autocuidado

Cuidado com os dentes

Escovei os dentes? (   ) sim   (   ) não

Quantas vezes ao dia?_____.

Períodos do dia em que escovo. (   ) manhã   (   ) tarde   (   ) noite

Escovei sozinho(a)? (   ) sim   (   ) não _____.

Segui todas as etapas de escovação? (   ) sim   (   ) não

Observações: _____

_____.

Banho

Eu tomo banho sozinho(a)? (   ) sim   (   ) não   (   ) N/A

Quantas vezes ao dia?_____.

Períodos do dia em que tomo banho. (   ) manhã   (   ) tarde   (   ) noite

Lavo todas as partes do corpo? (   ) sim   (   ) não   (   ) N/A

Enxáguo e enxugo todas as partes do corpo? (   ) sim   (   ) não   (   ) N/A

Observações: _____

_____.

Vestir-se

Visto-me sozinho(a)? (   ) sim   (   ) não   (   ) N/A

Escolho a minha própria roupa? (   ) sim   (   ) não   (   ) N/A

Calço os meus sapatos sozinho(a)? (   ) sim   (   ) não   (   ) N/A

Alimentação

Alimento-me sozinho(a)? (   ) sim   (   ) não   (   ) N/A

Experimento uma variedade de alimentos? (   ) sim   (   ) não   (   ) N/A

Rotina de sono e repouso

Durmo diariamente no mesmo horário? (   ) sim   (   ) não   (   ) N/A

Durmo no mínimo 8 horas por noite? (   ) sim   (   ) não   (   ) N/A

Tenho dificuldade de acordar? (   ) sim   (   ) não   (   ) N/A

Tenho dificuldade de adormecer? (   ) sim   (   ) não   (   ) N/A

Uso dispositivos eletrônicos antes de dormir? (   ) sim   (   ) não   (   ) N/A

ANEXO II
ATIVIDADES INSTRUMENTAIS DE VIDA DIÁRIA (AIVD)

Exemplo de categorizações de fichas de AIVD:

- Organização: brinquedos, armários, quarto, material escolar.
- Lazer e entretenimento: brincar, jogar, ler, dançar, atividades artesanais etc.
- Exercícios e atividades físicas: jogos esportivos individuais e coletivos etc.
- Planejamento e iniciativa: para a realização das AIVD, lazer e entretenimento.
- Hábitos: bons hábitos de cuidado com seus pertences e atividades de lazer e entretenimento.
- Orientação e treino de AIVD (tarefa de casa).

Ficha de atividades instrumentais de vida diária

Nome:_____.

Idade_____. Data:_____.

Atividades do dia a dia

Cuidado com os pertences e objetos pessoais

Cuido dos meus pertences? (   ) sim   (   ) não   (   ) N/A

Organizo os meus pertences e objetos pessoais?

(   ) sim   (   ) não   (   ) N/A

Colaboro com as atividades domésticas? (   ) sim   (   ) não   (   ) N/A

Preparo refeições simples? (   ) sim   (   ) não   (   ) N/A

Faço pequenas compras? (   ) sim   (   ) não   (   ) N/A

Cuido dos animais domésticos? (   ) sim   (   ) não   (   ) N/A

Faço as tarefas escolares frequentemente? (   ) sim   (   ) não   (   ) N/A

Tenho hora reservada para estudar? (   ) sim   (   ) não   (   ) N/A

Atividades de lazer e entretenimento

Utilizo jogos e brinquedos para distrair-me? (   ) sim   (   ) não   (   ) N/A

Entretenho-me com jogos eletrônicos? (   ) sim   (   ) não   (   ) N/A

Durante quantas horas fico jogando? _____.

Tenho conta em redes sociais? (   ) sim   (   ) não   (   ) N/A

Ando de bicicleta/skate/patins? Qual?_____.

(   ) sim   (   ) não   (   ) N/A

Frequento parques? (   ) sim   (   ) não   (   ) N/A

Assisto a filmes e séries? (   ) sim   (   ) não   (   ) N/A

Vou ao cinema? (   ) sim   (   ) não   (   ) N/A

Demais atividades que realizo: _____

_____.

Saio para passear nos fins de semana? (   ) sim   (   ) não   (   ) N/A

Aonde costumo ir? _____.

Costumo viajar? (   ) sim   (   ) não   (   ) N/A

Frequento alguma religião? _____.

Costumo brincar? Sozinho ou com amigos? _____.

Participo de festas da escola ou na casa de amigos?

(   ) sim   (   ) não   (   ) N/A

Avaliação Cognitiva Funcional de Terapia Ocupacional
de acordo com a Classificação Internacional de Funcionalidade

Código CIF	Descritor	Qualificadores*	
	Funções mentais	Avaliação Início do tratamento	Reavaliação Alta
b117	Funções intelectuais		
b130	Funções da energia e de impulsos		
b140	Funções da atenção		
b144	Funções da memória		
b147	Funções psicomotoras		
b164	Funções cognitivas superiores		
b172	Funções de cálculo		
b176	Funções mentais de sequenciamento de movimentos complexos		

(continua)

(continuação)

	Atividades e participação	Capacidade	Desempenho
d110	Observar		
d115	Ouvir		
d155	Aquisição de habilidades		
d160	Concentrar a atenção		
d163	Pensar		
d172	Calcular		
d175	Resolver problemas		
d177	Tomar decisões		
d210	Realizar uma tarefa única		
d230	Realizar a rotina diária		
d255	Aquisição de habilidades		
d335	Produção de mensagens não verbais		
d440	Uso fino da mão		
d445	Uso da mão e do braço		
d449	Carregar, mover e manusear objetos		
d510	Lavar-se		
d520	Cuidar das partes do corpo		
d530	Cuidados relacionados aos processos de excreção		
d540	Vestir-se		
d550	Comer		
d560	Beber		
d630	Preparação de refeições		

(continua)

(continuação)

d640	Realização de tarefas domésticas		
d710	Interações interpessoais		
d750	Relações sociais informais		
d920	Recreação e lazer		
	Ambiente físico, social e atitudes	**Facilitadores****	**Barreiras*****
e320	Amigos		
e350	Animais domésticos		
e355	Profissionais da saúde		

Resultado do *core set* de uma jovem que fez acompanhamento no Hospital-Dia Infantil (HDI).
*Qualificadores: 0: Nenhuma deficiência (0 a 4%); 1: Deficiência leve (5 a 24%); 2: Deficiência moderada (25 a 49%); 3: Deficiência grave (50 a 95%); 4: Deficiência completa (96 a 100%); 8: Não especificada; 9: Não aplicável.
**Facilitadores: +0: nenhum facilitador; +1: facilitador leve; +2: facilitador moderado; +3: facilitador considerável; +4: facilitador completo; +8: facilitador não especificado.
***Barreiras: 0: nenhuma barreira; 1: barreira leve; 2: barreira moderada; 3: barreira grave; 4: barreira completa; 8: barreira não especificada; 9: não aplicável.

PARTE 2 – ADOLESCENTES

DISCUSSÃO

A proposta de um programa de intervenção de terapia ocupacional (TO) com foco nas atividades de vida diária (AVD) de adolescentes com transtornos mentais surgiu da experiência clínica da TO inserida no contexto multidisciplinar do Hospital Dia Infantil (HDI) do Serviço de Psiquiatria da Infância e Adolescência do Instituto de Psiquiatria do Hospital das Clínicas da Faculdade de Medicina da Universidade de São Paulo (SEPIA-IPq-HCFMUSP). Observamos nesse contexto de tratamento de semi-internação intensiva (intervenções diárias em um período de 3 meses) e de alta complexidade as necessidades de cuidado intensivo e de avaliação em diversos aspectos do tratamento: o auxílio diagnóstico clínico-psiquiátrico, psicológico, terapêutico ocupacional, fonoaudiólogo, pedagógico, social, entre outros. O papel da TO é fundamental para o desempenho ocupacional e funcional de crianças e adolescentes ainda em processo de desenvolvimento. A execução de atividades de AVD no *setting* terapêutico possibilita o real desempenho ocupacional, além de proporcionar o aprendizado de várias atividades. Quanto mais precocemente se atuar na reabilitação/habilitação de crianças e adolescentes, mais significativos serão os resultados e o impacto em termos de prejuízos ocupacionais na vida adulta.

MATERIAIS SUGERIDOS

- Objetos pessoais de autocuidado, equipamentos portáteis de cozinha, utensílios domésticos, objetos pessoais, de autocuidado e de apresentação pessoal (roupas, sapatos etc.).
- Revistas, panfletos de supermercados e lojas, jogos comerciais, cognitivos e de *sites* de internet.
- Jogos comerciais e cognitivos.
- Imagens e fichas.

ATIVIDADES DE VIDA DIÁRIA PARA OS ADOLESCENTES CUIDAREM DE SI MESMOS

Como já descritas anteriormente, as AVD são consideradas parte das "áreas da ocupação" definidas como vários tipos de atividades desempenhadas por uma pessoa no cotidiano. Considera-se importante avaliar as habilidades, capacidades e desempenho de os adolescentes realizarem de forma independente e com autonomia suas atividades do dia a dia. Em se tratando de adolescentes com transtornos mentais/emocionais, eles não desempenham suas atividades diárias em razão de algum tipo de barreira, seja ela dependência do outro, falta de capacidade, habilidades ou fatores emocionais que interferem na realização adequada de suas atividades cotidianas. Pais e cuidadores podem ser orientados a ajudarem seus filhos adolescentes a desenvolverem habilidades de vida independente em qualquer idade. Cuidado próprio, do lar e habilidades de viver em comunidade podem ser graduais e adaptadas para conhecer a necessidade específica de seu filho e seu nível de habilidade. O Quadro 2 a seguir descreve as atividades que o adolescente deveria estar apto a realizar de acordo com sua faixa etária (idade cronológica) de desenvolvimento.

Quadro 2 Desenvolvendo habilidades de vida independente

11 anos

Habilidades para vestir-se
- Completar de forma independente todas as habilidades para vestir-se

Habilidades femininas para vestir-se
- Colocar e tira o sutiã de forma independente

Habilidade no toalete
- Completar de forma independente todas as atividades no banheiro

Habilidade para higiene e limpeza pessoal
- Completar todas as habilidades para higiene e limpeza pessoal de forma independente
- Manter uma posição segura enquanto toma o banho
- Lavar, enxaguar e secar o corpo
- Arrumar o cabelo
- Escovar bem os dentes
- Passar desodorante e remover pelos do corpo

Aparelhos para cuidados pessoais
- Usar aparelhos para cuidado pessoal como lentes de contato, óculos, aparelho auditivo, órteses etc.

Habilidades para comer
- Comer todas as texturas de comida
- Comer texturas variadas
- Saber usar utensílios para cortar a comida e derramar líquidos em uma jarra

Preparação de refeição
- Preparar lanches frios (frutas) ou refeições (cereal, sanduíche) de forma independente
- Usar o micro-ondas para esquentar a refeição e preparar refeições ou lanche de forma segura
- Usar eletrodomésticos da cozinha de forma segura para preparar uma refeição (torradeira, sanduicheira, liquidificador)
- Conseguir planejar e preparar uma refeição simples para si próprio

Outras habilidades motoras funcionais
- Transferir-se de um mobiliário para o outro
- Obter materiais necessários para completar o cuidado próprio e habilidades dentro de casa

(continua)

Quadro 2 Desenvolvendo habilidades de vida independente (*continuação*)

Tarefas domésticas
- Recolher os pertences ou brinquedos quando for solicitado
- De forma independente recolher os todos os pertences ou brinquedos
- Seguir uma lista de tarefas domésticas e completar as tarefas de forma independente
- Arrumar e limpar a mesa de forma independente
- Carregar a louça ou lavar a louça de forma independente
- Completar as tarefas domésticas leves de forma independente (espanar, varrer)
- Colocar para lavar a própria roupa

Habilidades relacionadas à escola
- Completar de forma independente todas as habilidades relacionadas à escola

Lidar com dinheiro e compras
- Identificar o valor das moedas e das contas
- Fazer uma compra simples em loja usando dinheiro de forma independente
- Identificar se o troco dado depois de uma compra está certo

Deslocar-se
- Destrancar e abrir a porta para sair de casa de forma independente
- Usar uma chave para destrancar a porta e entrar em casa
- Deslocar-se para um lugar familiar de forma independente
- Seguir direções escritas ou verbais para uma localização próxima
- Seguir ruas básicas de forma segura
- Pegar um ônibus para ir e voltar de escola de forma segura

Habilidades de segurança
- Fazer e receber ligações telefônicas
- Notificar um adulto quando se machucar
- Conseguir discar o número de emergência (190)
- Conseguir prestar primeiros socorros: curativo, gelo etc.
- Seguir regras de segurança quando falar com estranhos
- Ter consciência quando for pedido que deixe o local com uma pessoa não familiar
- Seguir com segurança regras sobre situações com fogo e agir com segurança
- Identificar a localização de extintores
- Saber planos para desastres naturais pela área geográfica (desmoronamento, enchentes, incêndio etc.)

(*continua*)

Quadro 2   Desenvolvendo habilidades de vida independente (*continuação*)

12 anos

Habilidades para vestir-se
- Completar de forma independente todas as habilidades para vestir-se

Habilidade feminina para vestir-se
- Colocar e tirar sutiãs de forma independente

Habilidade no toalete
- Completar independentemente todas as atividades no banheiro

Habilidade para higiene e limpeza pessoal
- Completar todas as habilidades para higiene e limpeza pessoal de forma independente
- Lavar, enxaguar e secar o corpo
- Escovar bem os dentes
- Arrumar o cabelo
- Passar desodorante e remover pelos do corpo

Aparelhos para cuidados pessoais
- Usar aparelhos para cuidado pessoal como lentes de contato, óculos, aparelho auditivo, órteses etc.
- Cuidar e limpar os aparelhos como lente de contato, óculos, aparelho auditivo, órteses etc.

Habilidades para comer
- Comer todas as texturas de comida
- Comer texturas variadas
- Saber usar utensílios para cortar a comida e derramar líquidos em uma jarra

Preparação de refeição
- Preparar lanches frios (frutas) ou refeições (cereal, sanduíche) de forma independente
- Usar o micro-ondas para esquentar a refeição de forma segura
- Usar o fogão de forma segura para preparar refeição ou lanche
- Preparar refeição ou lanche de forma segura usando forno
- Usar eletrodomésticos da cozinha de forma segura para preparar uma refeição (torradeira, sanduicheira, liquidificador)
- Usar facas de cozinha com segurança para preparar refeições
- Conseguir planejar e preparar uma refeição simples para si próprio

(continua)

Quadro 2   Desenvolvendo habilidades de vida independente (*continuação*)

Outras habilidades motoras funcionais
- Transferir-se de um mobiliário para outro
- Obter materiais necessários para completar o cuidado próprio e habilidades dentro de casa

Tarefas domésticas
- Recolher os pertences ou brinquedos quando for solicitado
- De forma independente recolher os todos os pertences ou brinquedos
- Seguir uma lista de tarefas domésticas e completar as tarefas de forma independente
- Arrumar e limpar a mesa de forma independente
- Carregar a louça ou lavar a louça de forma independente
- Completar as tarefas domésticas leves de forma independente (espanar, varrer)
- Completar tarefas domésticas mais complexas de forma independente
- Colocar para lavar a própria roupa

Habilidades relacionadas à escola
- Completar de forma independente todas as habilidades relacionadas à escola

Lidar com dinheiro e compras
- Identificar o valor das moedas e das contas
- Fazer uma compra simples em loja usando dinheiro de forma independente
- Identificar se o troco dado depois de uma compra está correto
- Fazer uma lista de compras e comprar os itens corretos

Deslocar-se
- Destrancar e abrir a porta para sair de casa de forma independente
- Usar a chave para destrancar a porta e entrar na casa
- Deslocar-se para um lugar familiar de forma independente
- Seguir direções escritas, ou verbais para uma localização próxima
- Seguir ruas básicas de forma segura
- Pegar o ônibus para ir e voltar da escola de forma segura

(*continua*)

Quadro 2   Desenvolvendo habilidades de vida independente (*continuação*)

Habilidades de segurança
▪ Fazer e receber ligações telefônicas
▪ Notificar um adulto quando se machucar
▪ Conseguir discar o número de emergência (190)
▪ Conseguir prestar primeiros socorros: curativo, gelo etc.
▪ Seguir regras de segurança quando falar com estranhos
▪ Ter consciência quando for pedido que deixe o local com uma pessoa não familiar
▪ Seguir com segurança regras sobre fogo e agir com segurança
▪ Identificar a localização de extintores
▪ Saber planos para desastres naturais (desmoronamento, enchentes, tempestades)
▪ Limpar vidro quebrado de forma segura

13 anos

Habilidades para vestir-se
▪ Completar de forma independente todas as habilidades para vestir-se

Habilidade feminina para vestir-se
▪ Colocar e tirar sutiãs de forma independente

Habilidade no toalete
▪ Completar de forma independente todas as atividades no banheiro

Habilidade para higiene e limpeza pessoal
▪ Completar todas as habilidades para higiene e limpeza pessoal de forma independente
▪ Lavar, enxaguar e secar o corpo
▪ Escovar bem os dentes
▪ Arrumar o cabelo
▪ Passar desodorante e remover pelos do corpo

Aparelhos para cuidados pessoais
▪ Usar aparelhos para cuidado pessoal como lentes de contato, óculos, aparelho auditivo, órteses etc.
▪ Cuidar e limpar os aparelhos como lente de contato, óculos, aparelho auditivo, órteses etc.

(*continua*)

Quadro 2   Desenvolvendo habilidades de vida independente (*continuação*)

Habilidades para comer • Comer todas as texturas de comida • Comer texturas variadas • Saber usar utensílios para cortar a comida e derramar líquidos em uma jarra
Preparação de refeição • Preparar lanches frios (frutas) ou refeições (cereal, sanduíche) de forma independente • Usar o micro-ondas para esquentar a refeição de forma segura • Usar o fogão de forma segura para preparar refeição ou lanche • Preparar refeição ou lanche de forma segura usando forno • Usar eletrodomésticos da cozinha de forma segura para preparar uma refeição (torradeira, sanduicheira, liquidificador) • Usar facas de cozinha com segurança para preparar refeições • Conseguir planejar e preparar uma refeição simples para si próprio
Outras habilidades motoras funcionais • Transferir-se de um mobiliário para outro • Obter materiais necessários para completar o cuidado próprio e habilidades dentro de casa
Tarefas domésticas • Recolher os pertences ou brinquedos quando for solicitado • De forma independente recolher os todos os pertences ou brinquedos • Seguir uma lista de tarefas domésticas e completar as tarefas de forma independente • Arrumar e limpar a mesa de forma independente • Carregar a máquia de lavar louças ou lavar a louça de forma independente • Esvaziar a lavadora ou secar a louça de forma independente • Completar as tarefas domésticas leves de forma independente (espanar, varrer) • Completar tarefas domésticas mais complexas de forma independente • Colocar para lavar a própria roupa
Habilidades relacionadas à escola • Completar de forma independente todas as habilidades relacionadas à escola

(*continua*)

Quadro 2   Desenvolvendo habilidades de vida independente (*continuação*)

Lidar com dinheiro e compras
▪ Identificar o valor das moedas e das contas
▪ Fazer uma compra simples em loja usando dinheiro de forma independente
▪ Identificar se o troco dado depois de uma compra está correto
▪ Fazer uma lista de compras e comprar os itens corretos
▪ Saber lidar com o dinheiro (p. ex., mesada)
Deslocar-se
▪ Destrancar e abrir a porta para sair de casa de forma independente
▪ Usar a chave para destrancar a porta e entrar na casa
▪ Deslocar-se para um lugar familiar de forma independente
▪ Seguir direções escritas ou verbais para uma localização próxima
▪ Seguir ruas básicas de forma segura
▪ Pegar o ônibus para ir e voltar da escola de forma segura
Habilidades de segurança
▪ Fazer e receber ligações telefônicas
▪ Notificar um adulto quando se machucar
▪ Conseguir discar o número de emergência (190)
▪ Conseguir prestar primeiros socorros: curativo, gelo etc.
▪ Seguir regras de segurança quando falar com estranhos
▪ Ter consciência quando for pedido que deixe o local com uma pessoa não familiar
▪ Seguir com segurança regras sobre fogo e agir com segurança
▪ Identificar a localização de extintores
▪ Saber a diferença entre apagar fogo de papel e fogo de graxa
▪ Limpar vidro quebrado de forma segura
▪ Saber planos para desastres naturais (desmoronamento, enchentes, tempestades)
14 a 15 anos
Habilidades para vestir-se
▪ Completar de forma independente todas as habilidades para vestir-se
Habilidade feminina para vestir-se
▪ Colocar e tirar sutiãs de forma independente
Habilidade no toalete
▪ Completar de forma independente todas as atividades no banheiro

(continua)

Quadro 2   Desenvolvendo habilidades de vida independente (*continuação*)

Habilidade para higiene e limpeza pessoal
▪ Completar todas as habilidades para higiene e limpeza pessoal de forma independente ▪ Lavar, enxaguar e secar o corpo ▪ Escovar bem os dentes ▪ Arrumar o cabelo ▪ Passar desodorante e remover pelos do corpo
Aparelhos para cuidados pessoais
▪ Usar aparelhos para cuidado pessoal como lentes de contato, óculos, aparelho auditivo, órteses etc. ▪ Cuidar e limpar os aparelhos como lente de contato, óculos, aparelho auditivo, órteses etc.
Habilidades para comer
▪ Comer todas as texturas de comida ▪ Comer texturas variadas ▪ Saber usar utensílios para cortar a comida e derramar líquidos em uma jarra
Preparação de refeição
▪ Preparar lanches frios (frutas) ou refeições (cereal, sanduíche) de forma independente ▪ Usar o micro-ondas para esquentar a refeição de forma segura ▪ Usar o fogão de forma segura para preparar refeição ou lanche ▪ Preparar refeição ou lanche de forma segura usando forno ▪ Usar eletrodomésticos da cozinha de forma segura para preparar uma refeição (torradeira, sanduicheira, liquidificador) ▪ Usar facas de cozinha com segurança para preparar refeições ▪ Conseguir planejar e preparar uma refeição simples para si próprio
Outras habilidades motoras funcionais
▪ Transferir-se de um mobiliário para outro ▪ Obter materiais necessários para completar o cuidado próprio e habilidades dentro de casa
Tarefas domésticas
▪ Completar de forma independente todas as tarefas domésticas e lavar roupa

(*continua*)

Quadro 2   Desenvolvendo habilidades de vida independente (*continuação*)

Habilidades relacionadas à escola
▪ Completar de forma independente todas as habilidades relacionadas à escola

Lidar com dinheiro e compras
▪ Identificar o valor das moedas e das contas ▪ Fazer uma compra simples em loja usando dinheiro de forma independente ▪ Identificar se o troco dado depois de uma compra está correto ▪ Fazer uma lista de compras e comprar os itens corretos ▪ Lidar/saber lidar com o dinheiro (p. ex., mesada)

Deslocar-se
▪ Destrancar e abrir a porta para sair de casa de forma independente ▪ Usar a chave para destrancar a porta e entrar na casa ▪ Deslocar-se para um lugar familiar de forma independente ▪ Seguir direções escritas, ou verbais para uma localização próxima ▪ Seguir ruas básicas de forma segura ▪ Pegar o ônibus para ir e voltar da escola de forma segura

Habilidades de segurança
▪ Fazer e receber ligações telefônicas ▪ Notificar um adulto quando se machucar ▪ Conseguir discar o número de emergência (190) ▪ Conseguir prestar primeiros socorros: curativo, gelo etc. ▪ Seguir regras de segurança quando falar com estranhos ▪ Ter consciência quando for pedido que deixe o local com uma pessoa não familiar ▪ Seguir com segurança regras sobre fogo e agir com segurança ▪ Identificar a localização de extintores ▪ Saber a diferença entre apagar fogo de papel e fogo de graxa ▪ Limpar vidro quebrado de forma segura ▪ Saber planos para desastres naturais (desmoronamento, enchentes, tempestades)

16 a 18 anos

Habilidades para vestir-se
▪ Completar de forma independente todas as habilidades para vestir-se

Habilidade feminina para vestir-se
▪ Colocar e tirar sutiãs de forma independente

(*continua*)

Quadro 2 Desenvolvendo habilidades de vida independente (*continuação*)

Habilidade no toalete ▪ Completar independentemente todas as atividades no banheiro
Habilidade para higiene e limpeza pessoal ▪ Completar todas as habilidades para higiene e limpeza pessoal de forma independente ▪ Lavar, enxaguar e secar o corpo ▪ Escovar bem os dentes ▪ Arrumar o cabelo ▪ Passar desodorante e remover pelos do corpo
Aparelhos para cuidados pessoais ▪ Usar aparelhos para cuidado pessoal como lentes de contato, óculos, aparelho auditivo, órteses etc. ▪ Cuidar e limpar os aparelhos como lente de contato, óculos, aparelho auditivo, órteses etc.
Habilidades para comer ▪ Comer todas as texturas de comida variadas
Preparação de refeição ▪ Completar todas as habilidades para preparação de alimentos de forma independente, incluindo usar todos os eletrodomésticos da cozinha de forma segura, usar faca e planejar e preparar refeições completas para si próprio e para outros
Outras habilidades motoras funcionais ▪ Transferir-se de um mobiliário para outro ▪ Obter materiais necessários para completar o cuidado próprio e habilidades dentro de casa
Tarefas domésticas ▪ Completar de forma independente todas as tarefas domésticas e lavar roupa
Habilidades relacionadas à escola ▪ Completar de forma independente todas as habilidades relacionadas à escola
Lidar com dinheiro e compras ▪ Lidar com dinheiro e ir às compras de forma independente, incluindo seguir uma lista de compras, calcular o troco correto e depositar e sacar dinheiro do banco

(continua)

Quadro 2   Desenvolvendo habilidades de vida independente (*continuação*)

Deslocar-se
▪ Completar todas as habilidades, incluindo destrancar/trancar a casa com chave, seguir direções verbais ou escritas para uma localização próxima, conhecer habilidades de segurança básica, conseguir usar o carro, taxi ou ônibus para a própria locomoção

Habilidades de segurança
▪ De forma independente completar todas as habilidades de segurança incluindo primeiros socorros, conhecimento de habilidade seguras contra fogo e desastres naturais, ser capaz de identificar gás natural e as precauções necessárias

Adaptado de: *The Roll Evaluation of Activities of Life (The Real)*[11]. Versão traduzida para o português. Tradução realizada pela aluna do aperfeiçoamento de TO Andressa Piacsek e autora.

ATIVIDADES BÁSICAS DE VIDA DIÁRIA (ABVD) – AUTOCUIDADO

SESSÃO I – KIT HIGIENE

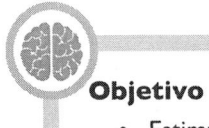

Objetivo

- Estimular e orientar os adolescentes para a realização das ABVD relacionadas à higiene pessoal.

Materiais

Embalagens ou imagens de utensílios, objetos, produtos de higiene de uso pessoal (*slides* 2.1 e 2.2, pp. 120 e 121). Esses materiais são confeccionados com imagens de revistas e embalagens de produtos e são plastificados para melhor manuseio.

Análise da atividade proposta

Planejamento e iniciativa para a realização das atividades de cuidado pessoal.

Noções básicas de higiene: melhorar e estabelecer uma rotina de autocuidado.

Hábitos: desenvolvimento de bons hábitos de higiene.

Tarefas propostas

Separar as embalagens ou imagens de produtos de higiene e objetos de uso pessoal que utiliza no seu dia a dia.

Cada membro do grupo de TO escolherá as embalagens ou imagens que fazem parte do seu cuidado pessoal diário, ou que gostaria de utilizar.

Apresentação individual de cada membro do grupo, da escolha feita e da frequência com que utiliza no dia a dia.

Discussão sobre a importância do autocuidado e da higiene pessoal.

Cada membro deve relatar quais são as marcas e produtos preferidos.

Detalhar sua rotina diária de autocuidado.

Orientação e descrição detalhada das ações

Exemplo: ABVD – autocuidado matinal.

- 1° passo: depois de acordar, faz uso do vaso sanitário.
- 2° passo: toma banho.
- 3° passo: escolhe seu vestuário e veste-se.
- 4° passo: toma café da manhã.
- 5° passo: escova os dentes.
- 6° passo: arruma o cabelo.
- 7° passo: calça os sapatos.

Observação

Reforçar a importância da realização das atividades de autocuidado.

Principais funções mentais e atividades e participação estimuladas de acordo com a CIF

Funções da energia e de impulsos (b130); funções da atenção (b140); funções da memória (b144); funções psicomotoras (b147); funções cognitivas superiores (b164); funções mentais de sequenciamento de movimentos complexos (b176); observar (d110); ouvir (d115); concentrar a atenção (d160); realizar uma tarefa única (d210); realizar a rotina diária (d230); lavar-se (d510); cuidado com as partes do corpo (d520); cuidado relacionados aos processos de excreção; vestir-se (d510); comer (d550); beber (d560).

Observação

A definição das funções mentais e atividades e participação o encontram-se na CIF.

SESSÃO 2 – APRESENTAÇÃO PESSOAL: VESTUÁRIO

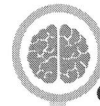

Objetivo

- Estimular e orientar os adolescentes para a realização das ABVD relacionadas a vestuário e apresentação pessoal.

Materiais

Peças de vestuário ou imagens diversas (sociais, esportivas, uniformes, sapatos, chinelos etc.) (*slides* 2.3 a 2.5, pp. 121 e 122). Esses materiais são confeccionados com imagens de revistas de internet e catálogos de vestuário, e são plastificados para melhor manuseio.

Análise da atividade proposta

Planejamento e iniciativa para a realização das atividades de apresentação pessoal.

Noções básicas de apresentação pessoal (vestuário).

Aprender a fazer escolhas e selecionar as preferências.

Tarefas propostas

Cada membro escolherá uma peça de vestuário ou as imagens de catálogos ou revistas que gostaria de usar.

Cada membro deve explicitar sua escolha.

O grupo deverá separar as peças ou imagens por categoria (esportivo, social etc.).

Em que situações devemos usar determinado vestuário?

Orientação e descrição detalhada das ações

Exemplo: ABVD – escolha do vestuário.
- 1º passo: escolher a roupa de acordo com o clima.
- 2º passo: escolher a roupa que quer vestir (estilo pessoal).
- 3º passo: escolher a roupa e o sapato adequado para ocasião do dia (evento social, escola, atividade esportiva, casual etc.).
- 4º passo: vestir-se.
- 5º passo: calçar os sapatos.

Observação

Reforçar a importância do vestuário e da apresentação pessoal.

Principais funções mentais e atividades e participação estimuladas de acordo com a CIF

Funções da energia e de impulsos (b130); funções da atenção (b140); funções da memória (b144); funções psicomotoras (b147); funções cognitivas superiores (b164); funções mentais de sequenciamento de movimentos complexos (b176); observar (d110); ouvir (d115); concentrar a atenção (d160); realizar uma tarefa única (d210); realizar a rotina diária (d230); lavar-se (d510); cuidado das partes do corpo (d520); cuidados relacionados aos processos de excreção (d530); vestir-se (d540).

Observação

A definição das funções mentais e atividades e participação encontram-se na CIF.

SESSÃO 3 – ALIMENTAÇÃO

Objetivo

- Estimular e orientar os adolescentes para a realização das ABVD relacionadas à alimentação.

Materiais

Imagens de frutas, verduras, alimentos prontos, doces, salgados etc. (*slides* 2.6 a 2.8, pp. 123 e 124). Esses materiais são confeccionados com imagens de revistas, catálogos de supermercado e embalagens de produtos e são plastificados para melhor manuseio.

Análise da atividade proposta e objetivos

Noções básicas de alimentação.

Hábitos e rotina diária (estimular para o desenvolvimento da boa alimentação e de bons hábitos).

Tarefas propostas

Cada membro do grupo escolherá seus alimentos por categorias (frutas, verduras, doces, salgados etc.) (*slide* 2.9, p. 124) e de acordo com a preferência: do que mais gostam, menos gostam e não gostam. Relatar os alimentos que consideram saudáveis e não saudáveis.

Cada membro do grupo deverá montar um cardápio descrevendo as refeições por categoria (massas, carnes, saladas, sobremesas, bebida etc.).

Orientação e descrição detalhada das ações

Exemplo: ABVD – alimentação.

- 1º passo: escolher os alimentos de que mais gosta (comidas, frutas e doces).
- 2º passo: falar de seus hábitos alimentares.
- 3º passo: montar um cardápio de suas preferências e separar por categoria (modelos de cardápio – *slides* 2.10 a 2.12, pp. 125 e 126).
- 4º passo: apresentar o cardápio para o grupo.

Observação

Reforçar a importância da realização da alimentação.

Principais funções mentais e atividades e participação estimuladas de acordo com a CIF

Funções da energia e de impulsos (b130); funções da atenção (b140); funções da memória (b144); funções psicomotoras (b147); funções cognitivas superiores (b164); funções mentais de sequenciamento de movimentos complexos (b176); observar (d110); ouvir (d115); concentrar a atenção (d160); realizar uma tarefa única (d210); comer (d550); beber (d560); cuidar da própria saúde (d570).

Observação

A definição das funções mentais e atividades e participação encontram-se na CIF.

ATIVIDADES INSTRUMENTAIS DE VIDA DIÁRIA (AIVD)

SESSÃO 4 – ATIVIDADES DE CULINÁRIA (PARTE I): PREPARAÇÃO DE LANCHES

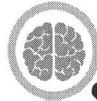

Objetivo

- Estimular e orientar os adolescentes para a realização das AIVD relacionadas às atividades de culinária (preparo de alimentos básicos).

Materiais

Produtos alimentícios, utensílios domésticos (sanduicheira, talheres, pratos etc.).

Análise da atividade proposta

Favorecer o aprendizado de estabelecimentos de metas e fazer escolhas.

Melhorar funções executivas (estimulando a iniciativa, o planejamento, a memória de trabalho, controle inibitório, flexibilidade mental etc.).

Interação grupal: realizar atividades em grupo para aprendizado de divisão de tarefas e de escolhas conjuntas.

Desenvolver autonomia para a realização de atividades de culinária e de necessidade pessoal.

Cuidados básicos (segurança e higienização) para a realização de atividades de culinária.

Tarefas propostas

O grupo escolherá (atividade grupal) um lanche para preparar, de acordo com os ingredientes apresentados.

Após a escolha, os ingredientes e utensílios serão separados e será iniciada a preparação da tarefa.

Realização da atividade de culinária escolhida.

Orientação e descrição detalhada das ações

Exemplo: ABVD – alimentação.

- 1º passo: higienizar as mãos e os utensílios utilizados.
- 2º passo: escolher dos ingredientes e higienizá-los.
- 3º passo: divisão de tarefas entre os membros do grupo.
- 4º passo: preparação passo a passo da atividade de culinária.
- 5º passo: finalização.
- 6º passo: higienização dos utensílios utilizados na preparação do alimento.

Observação

Reforçar a importância da preparação de alimentos.

Principais funções mentais e atividades e participação estimuladas de acordo com a CIF

Funções da energia e de impulsos (b130); funções da atenção (b140); funções da memória (b144); funções psicomotoras (b147); funções cognitivas superiores (b164); funções mentais de sequenciamento de movimentos complexos (b176); observar (d110); ouvir (d115); concentrar a atenção (d160); realizar uma tarefa única (d210); preparação de refeições (d630).

Observação

A definição das funções mentais e atividades e participação encontram-se na CIF.

SESSÃO 5 – ATIVIDADES DE CULINÁRIA (PARTE 2): PREPARAÇÃO DE UMA REFEIÇÃO

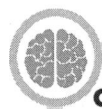

Objetivo

- Estimular e orientar os adolescentes para a realização das AIVD relacionadas às atividades de culinária (preparo de alimentos básicos).

Materiais

Utensílios de cozinha e ingredientes de uma receita (livre escolha do grupo).

Análise da atividade proposta

Favorecer o aprendizado de estabelecimentos de metas e fazer escolhas.

Melhorar funções executivas (estimulando a iniciativa, o planejamento, a memória de trabalho, controle inibitório, flexibilidade mental etc.).

Interação grupal: realizar atividades em grupo para aprendizado de divisão de tarefas e escolhas conjuntas.

Desenvolver autonomia para a realização atividades de culinária e de necessidade pessoal.

Cuidados básicos (segurança e higienização) para a realização de atividades de culinária.

Tarefas propostas

O grupo (atividade grupal) escolherá uma receita para ser preparada durante a sessão.

O grupo será dividido em subgrupos (2 ou 3 membros) e deverá preparar uma lista de utensílios e ingredientes necessários para a execução da tarefa.

Realização da atividade de culinária escolhida.

Orientação e descrição detalhada das ações

Exemplo: AIVD – preparação de alimentos.

- 1º passo: higienizar as mãos e os utensílios utilizados.
- 2º passo: escolher dos ingredientes e higienizá-los.
- 3º passo: divisão de tarefas entre os membros do grupo.
- 4º passo: preparação passo a passo da atividade de culinária.
- 5º passo: finalização.
- 6º passo: higienização dos utensílios utilizados na preparação do alimento.

Observação

Reforçar a importância da preparação de alimentos

Principais funções mentais e atividades e participação estimuladas de acordo com a CIF

Funções da energia e de impulsos (b130); funções da atenção (b140); funções da memória (b144); funções psicomotoras (b147); funções cognitivas superiores (b164); funções mentais de sequenciamento de movimentos complexos (b176); observar (d110); ouvir (d115); concentrar a atenção (d160); realizar uma tarefa única (d210); preparação de refeições (d630).

Observação

A definição das funções mentais e atividades e participação encontram-se na CIF.

SESSÃO 6 – ATIVIDADES DOMÉSTICAS

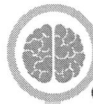

Objetivo

- Estimular e orientar os adolescentes para a realização das AIVD relacionadas às atividades domésticas (atividades domésticas básicas).

Materiais

Imagens de produtos de limpeza, de mobílias, de utensílios e objetos domésticos etc. (*slides* 2.15 a 2.17, pp. 127 e 128). Esses materiais são confeccionados com imagens de revistas imagens da internet e catálogos de produtos domésticos.

Análise da atividade proposta e objetivos

Categorização: reconhecer, diferenciar, classificar e organizar produtos de limpeza e eletrodomésticos.

Noções básicas de limpeza e cuidado com a casa.

Hábitos e rotina diária (estimular para a organização, limpeza e cuidado com os pertences pessoais).

Melhorar funções executivas (estimulando a iniciativa, o planejamento, a memória de trabalho, controle inibitório, flexibilidade mental etc.).

Desenvolver autonomia para a realização de tarefas domésticas e de necessidade pessoal.

Cuidados básicos (segurança e higienização) para a realização das atividades domésticas.

Tarefas propostas

O grupo deverá separar as imagens por categoria (produtos de limpeza, mobílias, eletrodomésticos etc.).

Uma dinâmica será proposta ao grupo: "Imaginem que cada um de vocês precisará limpar e/ou arrumar um cômodo ou parte da casa".

Cada membro escolherá o que irá limpar e separará as imagens que usaria para realizar a atividade na vida real.

Discussão a respeito das escolhas de cada membro e qual atividade doméstica faz na "vida real" ou que nunca fez e gostaria fazer.

Escolher a ficha de um cômodo da casa para fazer a tarefa (*slides* 2.18 a 2.21, pp. 129 e 130).

Orientação e descrição detalhada das ações

Exemplo: AIVD – atividades domésticas.
- 1º passo: separar as imagens de produtos de limpeza e eletrodomésticos.
- 2º passo: escolher um cômodo da casa para descrever a limpeza.
- 3º passo: preencher a ficha do cômodo escolhido.
- 4º passo: relatar a tarefa proposta.

Observação

Reforçar a importância das tarefas domésticas na vida cotidiana.

Principais funções mentais e atividades e participação estimuladas de acordo com a CIF

Funções da energia e de impulsos (b130); funções da atenção (b140); funções da memória (b144); funções psicomotoras (b147); funções cognitivas superiores (b164); funções mentais de sequenciamento de movimentos complexos (b176); observar (d110); ouvir (d115); concentrar a atenção (d160); realizar uma tarefa única (d210) realização das tarefas domésticas (d640); cuidar dos objetos da casa (d650); cuidar dos objetos domésticos e ajudar os outros, outros especificados e não especificados (d669).

Observação

A definição das funções mentais e atividades e participação encontram-se na CIF.

SESSÃO 7 – CUIDADOS COM OS OBJETOS PESSOAIS

Objetivo

- Estimular e orientar os adolescentes para a realização das AIVD relacionadas ao cuidado e à manutenção dos pertences pessoais.

Materiais

Embalagens e imagens de brinquedos, de materiais escolares (lápis, canetas, cadernos etc.) e de objetos pessoais (*slide* 2.22, p. 131). Esses materiais são confeccionados com imagens de revistas, catálogos de supermercado e embalagens de produtos e são plastificados para melhor manuseio.

Análise das atividades propostas

Cuidado e adequado armazenamento dos seus pertences pessoais.

Bons hábitos e rotina diária (estimular para a organização, limpeza e cuidado com os pertences pessoais).

Melhorar funções executivas (estimulando a iniciativa, o planejamento, a memória de trabalho, controle inibitório, flexibilidade mental etc.).

Desenvolver autonomia e independência para a realização de tarefas diárias e necessidade pessoal.

Cuidados básicos (segurança e higienização) para a realização de tarefas necessárias para a organização pessoal.

Tarefas propostas

Os materiais são distribuídos sobre a mesa.

Cada membro do grupo deve separar os materiais de preferência.

O grupo deve relatar a organização dos seus objetos pessoais (materiais escolares, entre outros).

Os membros do grupo devem relatar o que acham certo ou errado, e o que fariam de diferente.

Orientação e descrição detalhada das ações

Exemplo: AIVD – cuidado com os seus objetos pessoais.
- 1º passo: separar as imagens.
- 2º passo: escolher os objetos pessoais que gostaria de organizar.
- 3º passo: preencher a ficha (*slides* 2.23 e 2.24, pp. 131 e 132) e listar os objetos pessoais durante a sessão ou levar para casa.
- 4º passo: relatar a tarefa proposta.

Observação

Reforçar a importância das tarefas domésticas na vida cotidiana.

Principais funções mentais e atividades e participação estimuladas de acordo com a CIF

Funções da energia e de impulsos (b130); funções da atenção (b140); funções da memória (b144); funções psicomotoras (b147); funções cognitivas superiores (b164); funções mentais de sequenciamento de movimentos complexos (b176); observar (d110); ouvir (d115); concentrar a atenção (d160); realizar uma tarefa única (d210); cuidar dos objetos da casa (d650); cuidar dos objetos domésticos e ajudar os outros, outros especificados e não especificados (d669).

Observação

A definição das funções mentais e atividades e participação encontram-se na CIF.

SESSÃO 8 – COMUNICAÇÃO: USO DO TELEFONE CELULAR

Objetivo

- Orientar sobre a comunicação e o uso adequado do telefone celular na vida diária e em situações de emergência e de utilidade pública

Materiais

Telefone sem fio/celular, internet, agenda pessoal (*slides* 2.25 a 2.27, pp. 132 e 133).

Análise das atividades propostas

Estimular o uso do telefone para as necessidades pessoais.

Ter iniciativa e autonomia para pedir ajuda e informações necessárias e em situações de emergência.

Aprender fazer a busca de informações e conhecer os principais telefones úteis.

Tarefas propostas

Será realizada por cada membro do grupo uma chamada telefônica em tempo real (durante a sessão) para obter informações importantes (horário de funcionamento de estabelecimentos, se realizam entrega, informações gerais).

Buscar na internet números de telefone úteis e de emergência para o uso no dia a dia.

Orientação e descrição detalhada das ações

Exemplo: AIVD – comunicação.

- 1º passo: pesquisar na internet telefones de emergência.
- 2º passo: pesquisar na internet estabelecimentos públicos (farmácia, supermercados, pedidos *online*, entre outros).
- 3º passo: preencher as fichas (*slides* 2.25 a 2.27, pp. 132 e 133) – agenda de telefones de emergência e de pessoas próximas.
- 4º passo: relatar a tarefa proposta.

Observação

Reforçar a importância das tarefas domésticas na vida cotidiana.

Principais funções mentais e atividades e participação estimuladas de acordo com a CIF

Funções da energia e de impulsos (b130); funções da atenção (b140); funções da memória (b144); funções psicomotoras (b147); funções cognitivas superiores (b164); funções mentais de sequenciamento de movimentos complexos (b176); observar (d110); ouvir (d115); concentrar a atenção (d160); realizar uma tarefa única (d210); comunicação-recepção de mensagem orais (d310); fala (d330).

SESSÃO 9 – LIDAR COM DINHEIRO (PARTE I)

Objetivo
- Reconhecimento do dinheiro e de formas de pagamentos.
- Orientar a respeito do uso adequado do dinheiro na vida diária.

Materiais

Imagens de cédulas, moedas, cheques e cartão de crédito (*slide* 2.28, p. 134). Imagens diversas de produtos do dia a dia (*slide* 2.29, p. 134). Uso de papel, lápis e borracha. Esses materiais são confeccionados com imagens de cédulas, moedas, cheques, cartões etc. e são plastificados para melhor manuseio.

Análise das atividades propostas

Categorização: reconhecer, diferenciar, classificar e o dinheiro.

Resolução de problemas: cálculos matemáticos simples utilizados na vida diária no que diz respeito ao uso do dinheiro.

Noção de valores de produtos e aprender a estimar gastos diários.

Administrar o dinheiro e aprender a conferir o troco na compra de produtos.

Tarefas propostas

Cada membro deve selecionar as imagens de cédulas, moedas, cheques e cartão de crédito e reconhecer o modo de utilização.

Dinâmicas para lidar com o dinheiro. Cada membro do grupo ou dos subgrupos receberá uma tarefa, cuja solução é fazer pequenos cálculos e conferir o troco. Exemplo: "Fui à padaria e comprei 6 pãezinhos (R$ 0,50/unidade), 1 pote manteiga (R$ 3,80) e 1 litro de leite (R$ 4,20). Levei R$ 20,00. Quanto o operador de caixa me deu de troco?"

Por meio de um sorteio, cada membro do grupo receberá uma imagem de um produto. A tarefa consiste em dar o valor aproximado do produto (os valores reais serão pesquisados na internet).

Orientação e descrição detalhada das ações

Exemplo: AIVD – lidar com dinheiro.
- 1º passo: seleção das imagens de cédulas, moedas, cheques e cartão de crédito.
- 2º passo: reconhecer, diferenciar, classificar por categoria as formas de pagamento.
- 3º passo: realização de cálculos simples.
- 4º passo: reconhecer os valores de produtos e aprender a estimar gastos diários.
- 5º passo: aprender a conferir o troco na compra de produtos.

Observação

Reforçar a importância de administrar/lidar com o dinheiro.

Principais funções mentais e atividades e participação estimuladas de acordo com a CIF

Funções da energia e de impulsos (b130); funções da atenção (b140); funções da memória (b144); funções psicomotoras (b147); funções cognitivas superiores (b164); funções mentais de sequenciamento de movimentos complexos (b176); observar (d110); ouvir (d115); concentrar a atenção (d160); realizar uma tarefa única (d210); transações econômicas básicas (d860).

SESSÃO 10 – LIDAR COM DINHEIRO (PARTE 2): JOGOS COGNITIVOS E COMERCIAIS

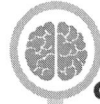

Objetivo

- Reconhecimento do dinheiro e de formas de pagamentos.
- Orientar a respeito do uso adequado do dinheiro na vida diária.

Materiais

Jogos cognitivos e/ou comerciais.

Análise das atividades propostas

Categorização: reconhecer, diferenciar, classificar o dinheiro.

Resolução de problemas: cálculos matemáticos simples utilizados na vida diária no que diz respeito ao uso do dinheiro.

Noção de valores de produtos e aprender a estimar gastos diários.

Administrar o dinheiro e aprender a conferir o troco na compra de produtos.

Tarefas propostas

Uso de jogos comerciais e/ou cognitivos que lidam com cálculos e dinheiro (atividade grupal).

Orientação e descrição detalhada das ações

Exemplo: AIVD – lidar com dinheiro.

- 1º passo: seleção dos jogos cognitivos e comerciais (*slides* 2.30 e 2.31, p. 135).

- 2º passo: exercitar as estratégias propostas pelos jogos comerciais ou cognitivos.
- 3º passo: aprender a reconhecer as formas de pagamento, de investimentos, recebimentos etc.
- 4º passo: reconhecer os valores de produtos e aprender a estimar gastos diários.
- 5º passo: aprender a conferir o troco na compra de produtos.

Observação

Reforçar a importância de administrar/lidar com o dinheiro.

Principais funções mentais e atividades e participação estimuladas de acordo com a CIF

Funções da energia e de impulsos (b130); funções da atenção (b140); funções da memória (b144); funções psicomotoras (b147); funções cognitivas superiores (b164); funções mentais de sequenciamento de movimentos complexos (b176); observar (d110); ouvir (d115); concentrar a atenção (d160); realizar uma tarefa única (d210); transações econômicas básicas (d860).

SESSÃO 11 – COMPRAS (SUPERMERCADO, FARMÁCIA ETC.)

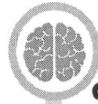

Objetivo

- Reconhecer o valor dos produtos (noção de valores), simular compras em lojas físicas, internet etc.

Materiais

Catálogos de promoções comerciais de supermercado (jornais e revistas) e sites de internet (supermercado, farmácia, lojas etc.) (*slides* 2.33 e 2.34, pp. 136 e 137). Esses materiais são confeccionados com imagens de revistas e embalagens de produtos e são plastificados para melhor manuseio.

Análise das atividades propostas

Noção de valores, saber diferenciar e comparar preços para realização dessa tarefa na vida diária.

Aprender a ter noção de gastos necessários e desnecessários.

Tarefas propostas

Cada membro do grupo (ou duplas) escolherá um catálogo de promoções comerciais e primeiramente será solicitado que preparem uma lista dos produtos que irão comprar (simular compra de produtos).

Uma segunda opção será a realização de compras em *sites* da internet (simular compras de produtos na internet).

Orientação e descrição detalhada das ações

Exemplo: AIVD – compras.

- 1º passo: seleção dos catálogos e imagens de produtos de supermercado (*slides* 2.33 e 2.34, pp. 136 e 137).
- 2º passo: reconhecer o valor dos produtos (noção de valores).
- 3º passo: simulação de compras em lojas físicas, internet etc.

Observação

Reforçar a importância de administrar/lidar com o dinheiro.

Principais funções mentais e atividades e participação estimuladas de acordo com a CIF

Funções da energia e de impulsos (b130); funções da atenção (b140); funções da memória (b144); funções psicomotoras (b147); funções cognitivas superiores (b164); funções mentais de sequenciamento de movimentos complexos (b176); observar (d110); ouvir (d115); concentrar a atenção (d160); realizar uma tarefa única (d210); transações econômicas básicas (d860).

ATIVIDADES AVANÇADAS DE VIDA DIÁRIA

SESSÃO 12 – CURSOS E ATIVIDADES PRÉ-PROFISSIONALIZANTES

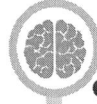

Objetivo

- Estimular os adolescentes a buscarem na internet *sites* de curso e/ou atividades pré-profissionalizantes.

Materiais

Laptop com internet, papel sulfite e lápis.

Análise das atividades propostas

Estimular o interesse por cursos diversos ou atividades pré-profissionalizantes.

Uso adequado da internet para pesquisa.

Troca de informações.

Tarefas propostas

O grupo será orientado (atividade grupal) para o uso adequado de sites de buscas para pesquisa de cursos e/ou cursos pré-profissionalizantes.

O terapeuta ocupacional orientará o uso da internet para fins de utilidade pessoal e pública.

Orientação e descrição detalhada das ações

Exemplo: AIVD – pesquisa de curso e atividades pré-profissionalizantes.
- 1º passo: escolher o curso ou atividade pré-profissionalizante.
- 2º passo: pesquisar na internet.
- 3º passo: discutir as preferências.

Observação

Reforçar a importância de administrar/lidar com o dinheiro.

Principais funções mentais e atividades e participação estimuladas de acordo com a CIF

Funções da energia e de impulsos (b130); funções da atenção (b140); funções da memória (b144); funções psicomotoras (b147); funções cognitivas superiores (b164); funções mentais de sequenciamento de movimentos complexos (b176); observar (d110); ouvir (d115); concentrar a atenção (d160); realizar uma tarefa única (d210); transações econômicas básicas (d860); treinamento profissional (d825).

ANEXO I
ATIVIDADES BÁSICAS DE VIDA DIÁRIA (ABVD)

Exemplo de categorizações de fichas de ABVD:

- Higiene: escovar os dentes, tomar banho, lavar e escovar o cabelo e usar o banheiro.
- Vestuário: vestir-se e calçar os sapatos.
- Alimentação: café da manhã, almoço, lanche e jantar.
- Planejamento e iniciativa: para a realização de atividades de cuidado pessoal.
- Hábitos: desenvolvimento de bons hábitos de higiene.
- Orientação e treino de ABVD (tarefa de casa).

Ficha de atividades básicas de vida diária

Nome:_____.

Idade_____.   Data:_____.

Rotina diária de autocuidado

Cuidado com os dentes

Escovo os dentes diariamente? (   ) sim   (   ) não

Quantas vezes ao dia? _____.

Períodos do dia em que escovo. (   ) manhã   (   ) tarde   (   ) noite

Observações: _____

_____

Banho

Eu tomo banho sozinho(a)? (   ) sim   (   ) não   (   ) N/A

Quantas vezes ao dia? _____.

Períodos do dia em que tomo banho.   (   ) manhã   (   ) tarde   (   )
noite

Lavo todas as partes do corpo? (   ) sim   (   ) não   (   ) N/A

Enxáguo e enxugo todas as partes do corpo? (   ) sim   (   ) não   (   )
N/A

Tomo os cuidados necessários em relação a higiene íntima?

Observações: _____

_____

Vestir-se

Visto-me sozinho(a)? (   ) sim   (   ) não   (   ) N/A

Escolho a minha própria roupa? (   ) sim   (   ) não   (   ) N/A

Calço os meus sapatos sozinhos(a)? (   ) sim   (   ) não   (   ) N/A

Alimentação

Alimento-me sozinho(a)? (   ) sim   (   ) não   (   ) N/A

Experimento uma variedade de alimentos? (   ) sim   (   ) não   (   ) N/A

Rotina de sono e repouso

Durmo diariamente no mesmo horário? (   ) sim   (   ) não   (   ) N/A

Durmo no mínimo 8 horas por noite? (   ) sim   (   ) não   (   ) N/A

Tenho dificuldade de acordar? (   ) sim   (   ) não   (   ) N/A

Tenho dificuldade de adormecer? (   ) sim   (   ) não   (   ) N/A

Uso dispositivos eletrônicos antes de dormir? (   ) sim   (   ) não   (   ) N/A

ANEXO II
ATIVIDADES INSTRUMENTAIS DE VIDA DIÁRIA (AIVD)

Exemplo de categorizações de fichas de AIVD:

- Organização: de objetos pessoais, armários, quarto, material escolar.
- Preparação de alimentos: simples e complexos.
- Gerenciamento do dinheiro: reconhecimento do dinheiro, cálculo simples etc.
- Lidar com compras: noção de valores de produtos etc.
- Planejamento e iniciativa: para a realização das AIVD, lazer e entretenimento.
- Hábitos: bons hábitos de cuidado com seus pertences e atividades de lazer e entretenimento.
- Orientação e treino de AIVD (tarefa de casa).

Ficha de atividades instrumentais de vida diária

Nome:_____.

Idade_____. Data:_____.

Atividades do dia a dia

Cuidado com os pertences e objetos pessoais

Cuido dos meus pertences? ( ) sim ( ) não ( ) N/A

Organizo os meus pertences e objetos pessoais?
( ) sim ( ) não ( ) N/A

Colaboro com as atividades domésticas? ( ) sim ( ) não ( ) N/A

Preparo refeições simples? ( ) sim ( ) não ( ) N/A

Preparo refeições mais complexas? ( ) sim ( ) não ( ) N/A

Quais os tipos de refeições que preparo? _____

Faço pequenas compras? ( ) sim ( ) não ( ) N/A

Cuido dos animais domésticos? ( ) sim ( ) não ( ) N/A

Faço as tarefas escolares frequentemente? ( ) sim ( ) não ( ) N/A

Tenho hora reservada para estudar? ( ) sim ( ) não ( ) N/A

Atividades de lazer e entretenimento

Utilizo jogos e brinquedos para distrair-me? ( ) sim ( ) não ( ) N/A

Entretenho-me com jogos eletrônicos? ( ) sim ( ) não ( ) N/A

Durante quantas horas fico jogando? _____.

Tenho conta em redes sociais? ( ) sim ( ) não ( ) N/A

Ando de bicicleta/*skate*/patins? Qual? _____.
( ) sim ( ) não ( ) N/A

Frequento parques? ( ) sim ( ) não ( ) N/A

Assisto a filmes e séries? ( ) sim ( ) não ( ) N/A

Vou ao cinema? ( ) sim ( ) não ( ) N/A

Demais atividades que realizo: _____.

Saio para passear nos fins de semana? ( ) sim ( ) não ( ) N/A

Aonde costumo ir? _____.

Costumo viajar? ( ) sim ( ) não ( ) N/A

Frequento alguma religião? _____.

Costumo brincar? Sozinho ou com amigos? _____.

Participo de festas da escola ou na casa de amigos?
( ) sim ( ) não ( ) N/A

Avaliação Cognitiva Funcional de Terapia Ocupacional
de Acordo com a Classificação Internacional de Funcionalidade

Código CIF	Descritor	Qualificadores*	
	Funções mentais	Avaliação Início do tratamento	Reavaliação Alta
b117	Funções intelectuais		
b130	Funções da energia e de impulsos		
b140	Funções da atenção		
b144	Funções da memória		
b147	Funções psicomotoras		
b164	Funções cognitivas superiores		
b172	Funções de cálculo		
b176	Funções mentais de sequenciamento de movimentos complexos		
	Atividades e participação	Capacidade	Desempenho
d110	Observar		
d115	Ouvir		
d155	Aquisição de habilidades		

(continua)

(continuação)

d160	Concentrar a atenção		
d163	Pensar		
d172	Calcular		
d175	Resolver problemas		
d177	Tomar decisões		
d210	Realizar uma tarefa única		
d230	Realizar a rotina diária		
d255	Aquisição de habilidades		
d335	Produção de mensagens não verbais		
d440	Uso fino da mão		
d445	Uso da mão e do braço		
d449	Carregar, mover e manusear objetos		
d510	Lavar-se		
d520	Cuidar das partes do corpo		
d530	Cuidados relacionados aos processos de excreção		
d540	Vestir-se		
d550	Comer		
d560	Beber		
d630	Preparação de refeições		
d640	Realização de tarefas domésticas		
d710	Interações interpessoais		
d750	Relações sociais informais		
d920	Recreação e lazer		

(continua)

(continuação)

	Ambiente físico, social e atitudes	Facilitadores**	Barreiras***
e320	Amigos		
e350	Animais domésticos		
e355	Profissionais da saúde		

Resultado do *core set* de uma jovem que fez acompanhamento no Hospital-Dia Infantil (HDI).
*Qualificadores: 0: Nenhuma deficiência (0 a 4%); 1: Deficiência leve (5 a 24%); 2: Deficiência moderada (25 a 49%); 3: Deficiência grave (50 a 95%); 4: Deficiência completa (96 a 100%); 8: Não especificada; 9: Não aplicável.
**Facilitadores: +0: nenhum facilitador; +1: facilitador leve; +2: facilitador moderado; +3: facilitador considerável; +4: facilitador completo; +8: facilitador não especificado.
***Barreiras: 0: nenhuma barreira; 1: barreira leve; 2: barreira moderada; 3: barreira grave; 4: barreira completa; 8: barreira não especificada; 9: não aplicável.

REFERÊNCIAS BIBLIOGRÁFICAS

1. World Health Organization. Mental Health: New Understanding, New Hope. Genebra: World Health Organization; 2001.
2. Boarati MA, Scivoletto S, Pantano T. Introdução. In: Boarati MA, Scivoletto S, Pantano T, editores. Psiquiatria da infância e adolescência: cuidado multidisciplinar. Barueri: Manole; 2016. 748 p.
3. Comissão de Graduação da Faculdade de Medicina de Ribeirão Preto da Universidade de São Paulo (FMRP-USP) [acesso em 31 jan. 2019]. Disponível em: http://cg.fmrp.usp.br/cursos/terapia-ocupacional/.
4. Conselho Federal de Fisioterapia e Terapia Ocupacional (COFFITO). Lista de Procedimentos de Terapia Ocupacional (LPTO) [acesso em 31 jan. 2019]. Disponível em: https://www.coffito.gov.br/nsite/?page_id=3404.
5. Dias EG, Duarte YAO, Almeida MHM, Lebrão ML. Characterization of advanced activities of daily living (AADL): a review. Rev Ter.Ocup Univ São Paulo. 2011;22(1):45-51.
6. American Occupational Therapy Association (AOTA), 2015. Rev Ter Ocup Univ São Paulo. 2015;26(ed.esp.):1-49.
7. Montrezor JB. A terapia ocupacional na prática de grupos e oficinas terapêuticas com pacientes de saúde mental. Cad Ter Ocup UFSCar. 2013;21(3):529-36.
8. Ferrari S. Terapia Ocupacional: a clínica numa instituição de saúde mental. Cad Ter Ocup UFSCar. 2006;14(2):121-7.
9. Lima ABD, Vizzotto ADB. Hospital-dia. In: Fu-I L, Boarati MA, Maia APF, organizadores. Transtornos afetivos: na infância e adolescência. Diagnóstico e tratamento. Porto Alegre: Artmed; 2012. 375 p.
10. Katz N, Baum K, Maeir A. Introdução à intervenção cognitiva e à avaliação cognitiva funcional. In: Katz N. Neurociências, reabilitação cognitiva e modelos de intervenção em terapia ocupacional. São Paulo: Santos; 2014. p. 6-7.
11. Roll K, Roll W. The Real. The Roll Evaluation of Activities of Life. User's Guide: The Evaluation of Activities of Daily Living Skills (ADLs) and The Instrumental Activities of Daily Living Skills (AIDLs). Green Valley Drive Bloomington: Pearson; 2013.
12. Organização Mundial de Saúde (OMS). CIF: Classificação Internacional de Funcionalidade, Incapacidade e Saúde. São Paulo: Edusp; 2015.

ÍNDICE REMISSIVO

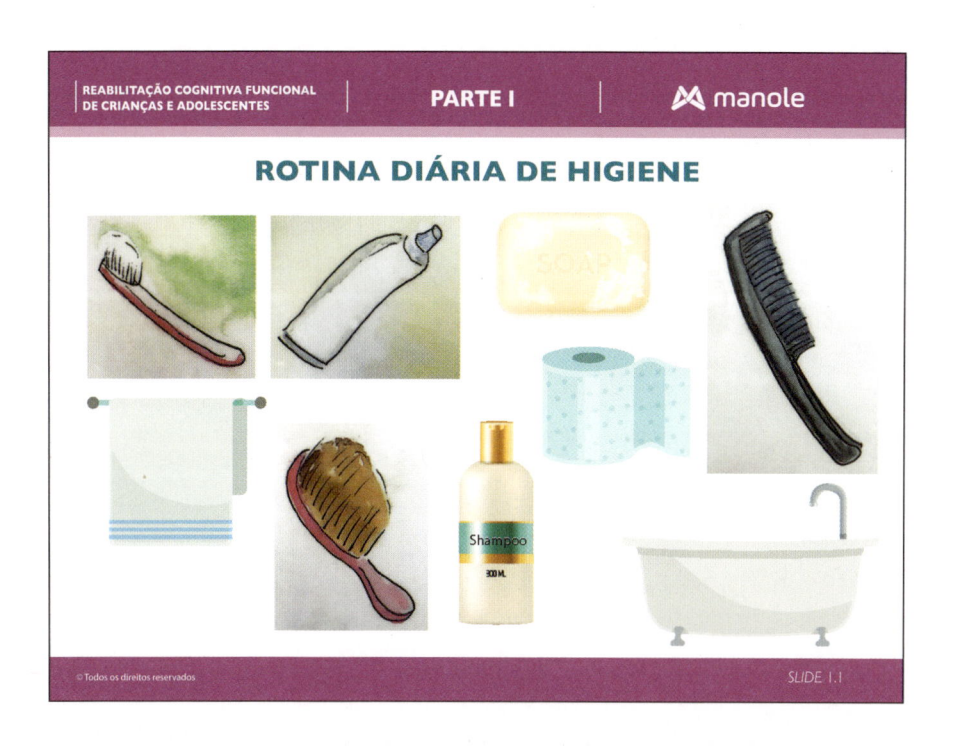

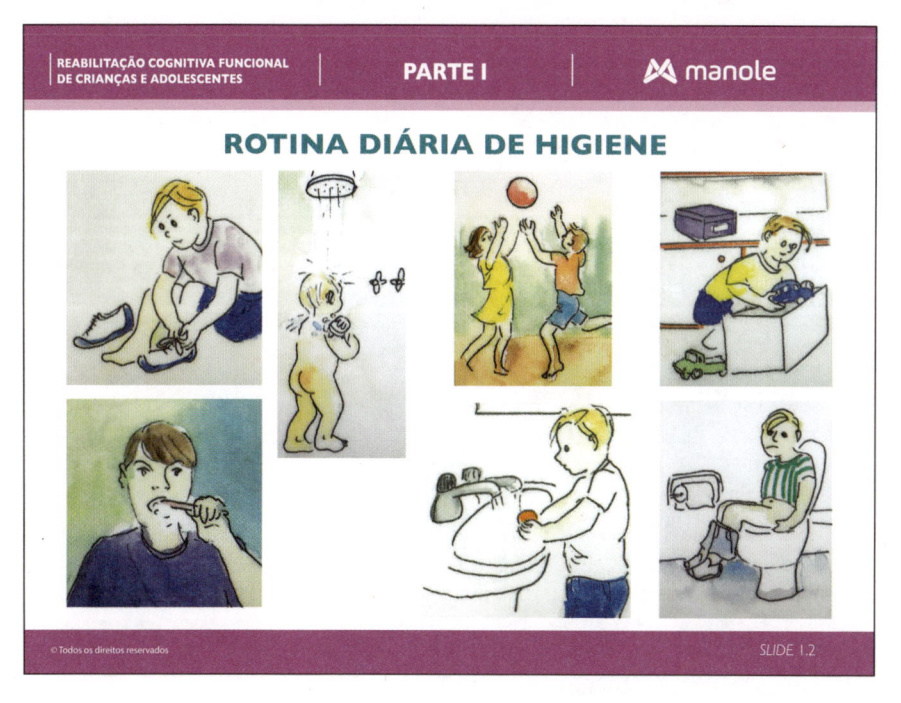

Passo a passo da escovação dos dentes

1º passo Você separou os utensílios: escova de dente e pasta de dente?
( ) sim   ( ) não

2º passo Você ficou em frente à pia com os utensílios?
( ) sim   ( ) não

3º passo Você abriu a pasta de dente, colocou a pasta na escova (verificou a quantidade), fechou a pasta de dente?
( ) sim   ( ) não

4º passo Você molhou a escova de dente com a pasta?
( ) sim   ( ) não

5º passo Você escovou os dentes por aproximadamente 2 minutos?
( ) sim   ( ) não

6º passo Você enxaguou a boca, bochechou e cuspiu na pia?
( ) sim   ( ) não

7º passo Você secou a boca, a escova de dente e guardou o material?
( ) sim   ( ) não

SLIDE 1.3

ROTINA DIÁRIA DE HIGIENE

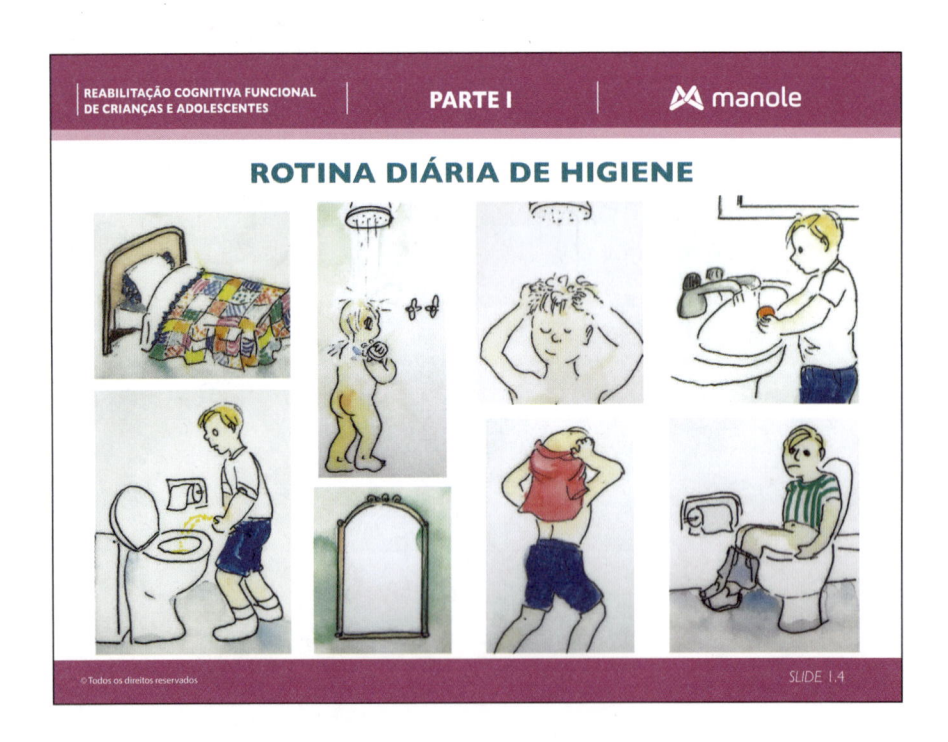

SLIDE 1.4

Passo a passo de tomar banho

1º passo Você separou o sabonete, a toalha, o shampoo, o condicionador, entre outros utensílios antes e após o banho?
( ) sim   ( ) não

2º passo Você tirou a roupa sozinho(a)?
( ) sim   ( ) não

3º passo Você ligou o chuveiro sozinho(a)?
( ) sim   ( ) não

4º passo Você molhou o corpo e ensaboou o corpo com esponja ou bucha para banho?
( ) sim   ( ) não

5º passo Você retirou todo o sabonete do corpo?
( ) sim   ( ) não

6º passo Molhou o cabelo, colocou o shampoo, esfregou o couro cabeludo, e retirou todo o shampoo do cabelo?
( ) sim   ( ) não

7º passo Você desligou o chuveiro sozinho(a)?
( ) sim   ( ) não

8º passo Você passou a toalha no corpo dentro do espaço do banho? Secou os pés?
( ) sim   ( ) não

9º passo Você vestiu-se sozinho(a)?
( ) sim   ( ) não

SLIDE 1.5

APRESENTAÇÃO PESSOAL – VESTUÁRIO

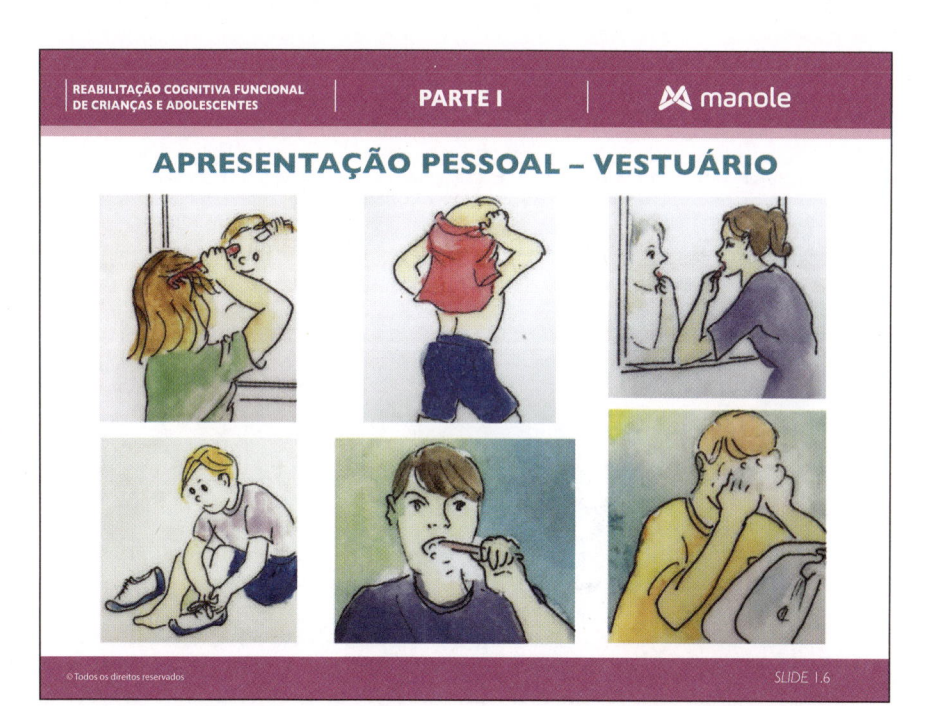

SLIDE 1.6

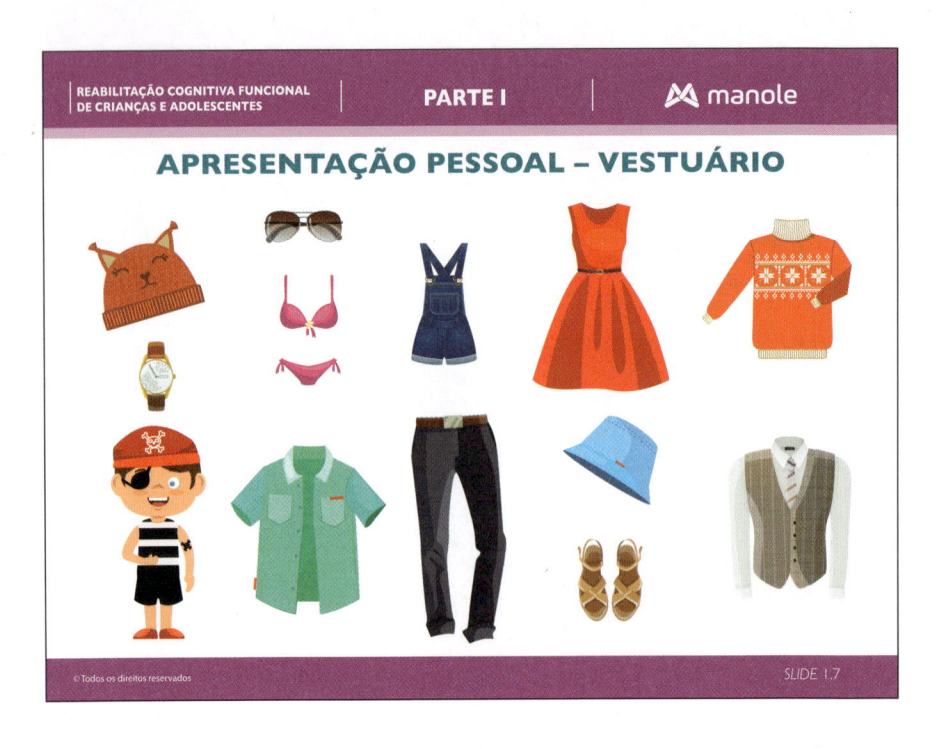

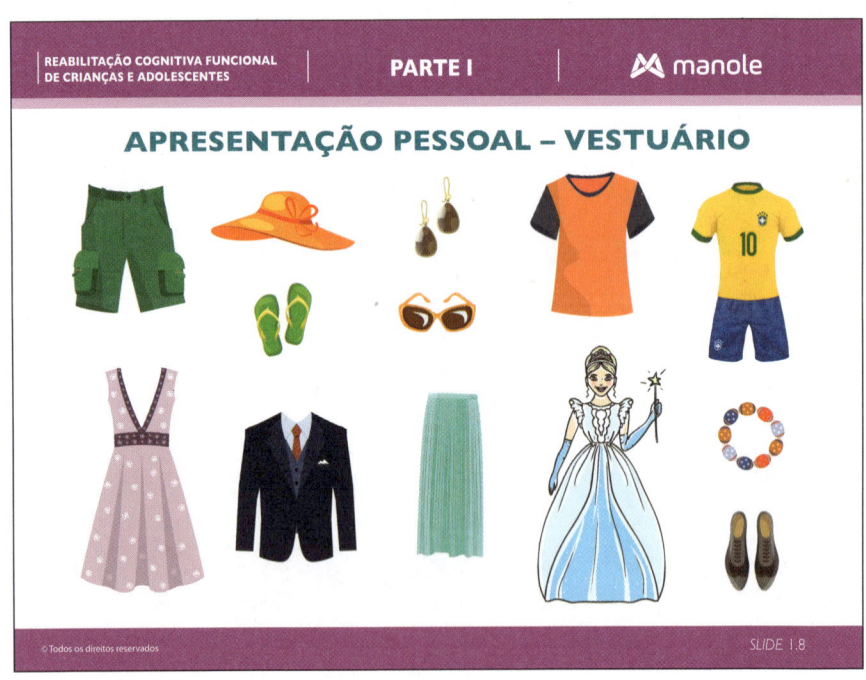

Passo a passo do vestuário

1° passo Você escolheu as suas roupas sozinho(a)?
( ) sim   ( ) não

2° passo Você tirou do armário/gaveta e separou as roupas sozinho(a)?
( ) sim   ( ) não

3° passo Você vestiu as roupas sozinho(a)?
( ) sim   ( ) não

4° passo Você calçou os sapatos sozinho(a)?
( ) sim   ( ) não

5° passo As roupas que você escolheu estavam limpas?
( ) sim   ( ) não

6° passo Você ficou satisifeto(a) com as roupas que você escolheu?
( ) sim   ( ) não

SLIDE 1.9

ALIMENTAÇÃO

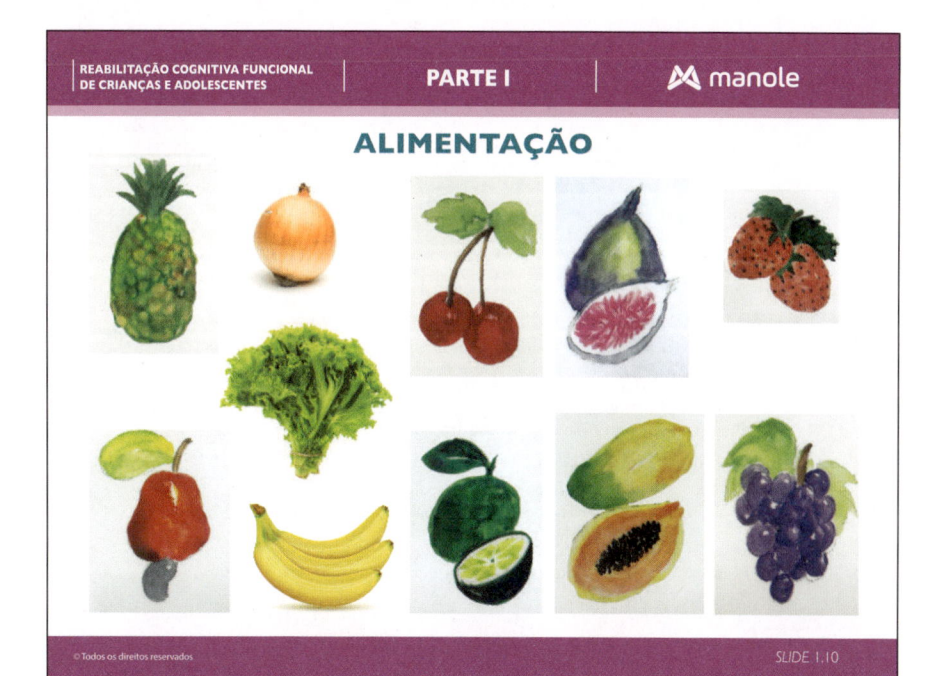

SLIDE 1.10

ALIMENTAÇÃO

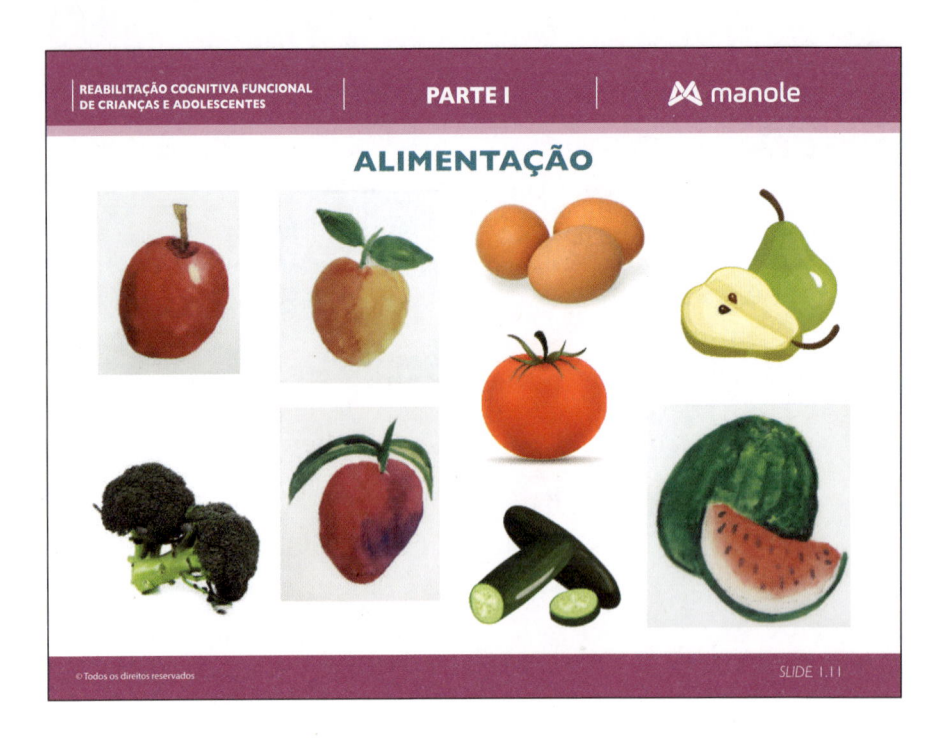

SLIDE 1.11

Passo a passo da preparação de um alimento simples

1º passo Você pensou no lanche que você gostaria de fazer?
( ) sim   ( ) não

2º passo Você higienizou as mãos antes de manusear os alimentos?
( ) sim   ( ) não

3º passo Você separou os ingredientes, utensílios e equipamentos
necessários para a preparação de um lanche?
( ) sim   ( ) não

4º passo Você preparou seu lanche sozinho?
( ) sim   ( ) não

5º passo Você alimentou-se usando utensílios próprios
(prato, guardanapo, garfo, faca, entre outros)?
( ) sim   ( ) não

6º passo Você limpou os restos e guardou os alimentos não utilizados?
( ) sim   ( ) não

SLIDE 1.12

Monte o seu cardápio

Nome do prato_____

Ingredientes

Modo de preparar

Tempo de preparo: _____

Serve_____pessoas.

ATIVIDADES DE CULINÁRIA

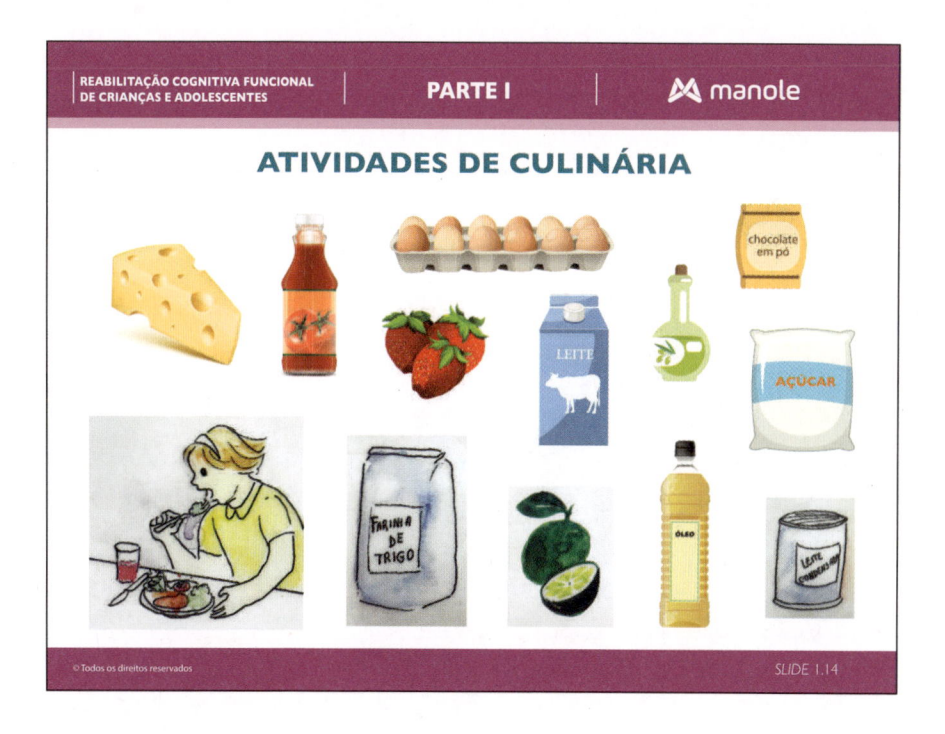

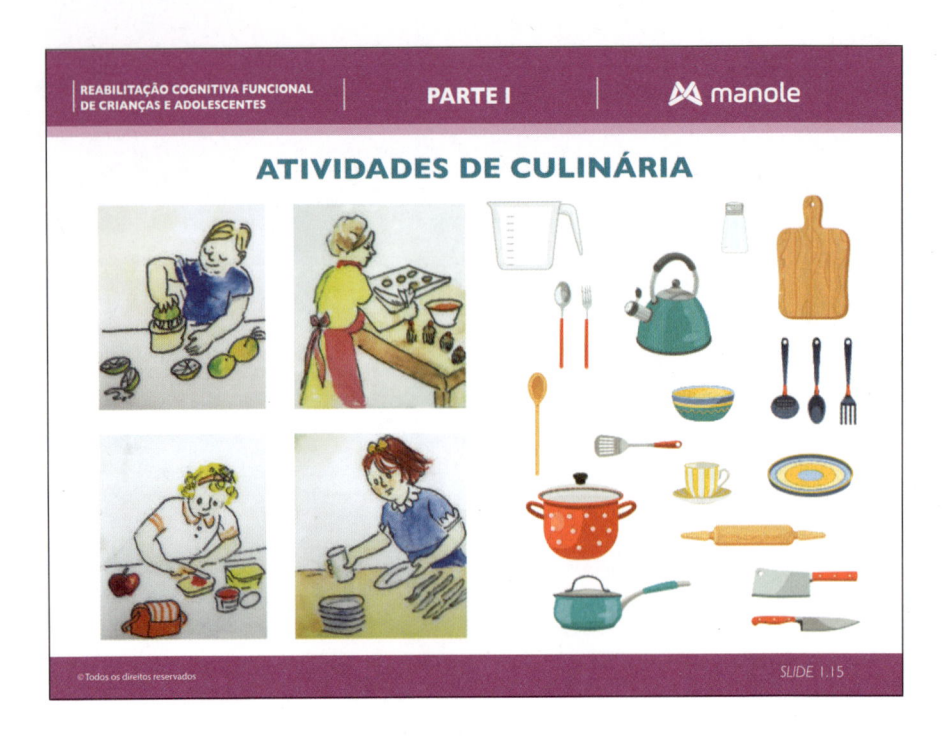

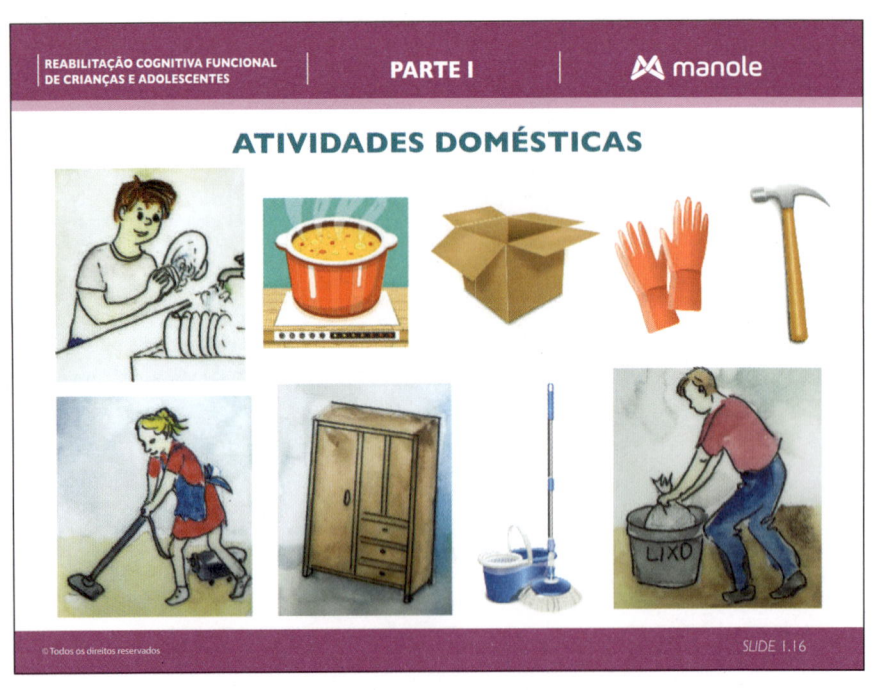

ATIVIDADES DOMÉSTICAS

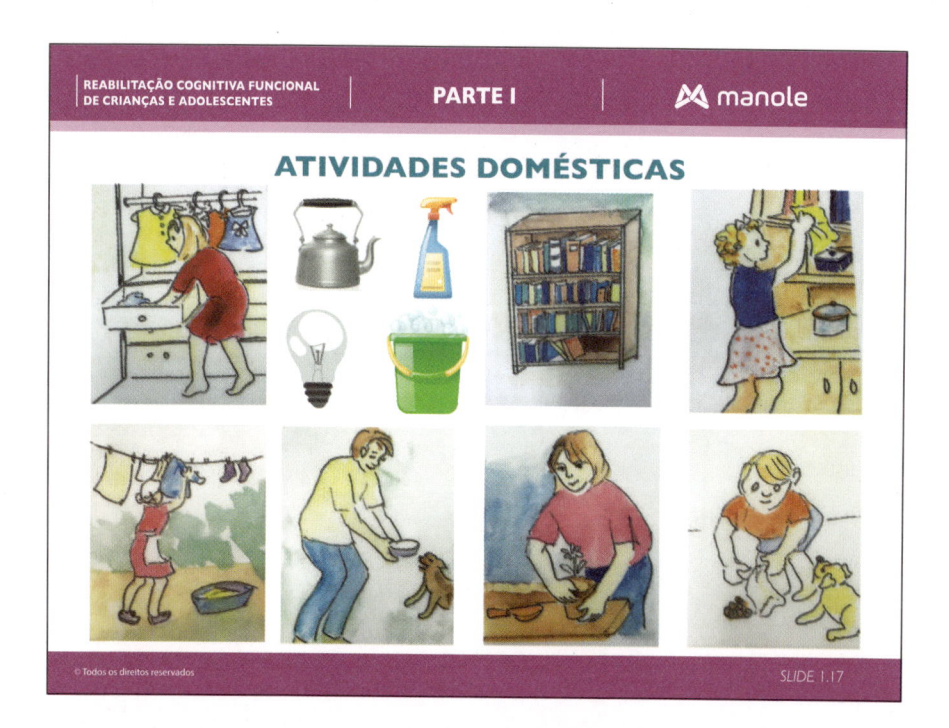

SLIDE 1.17

ATIVIDADES DOMÉSTICAS

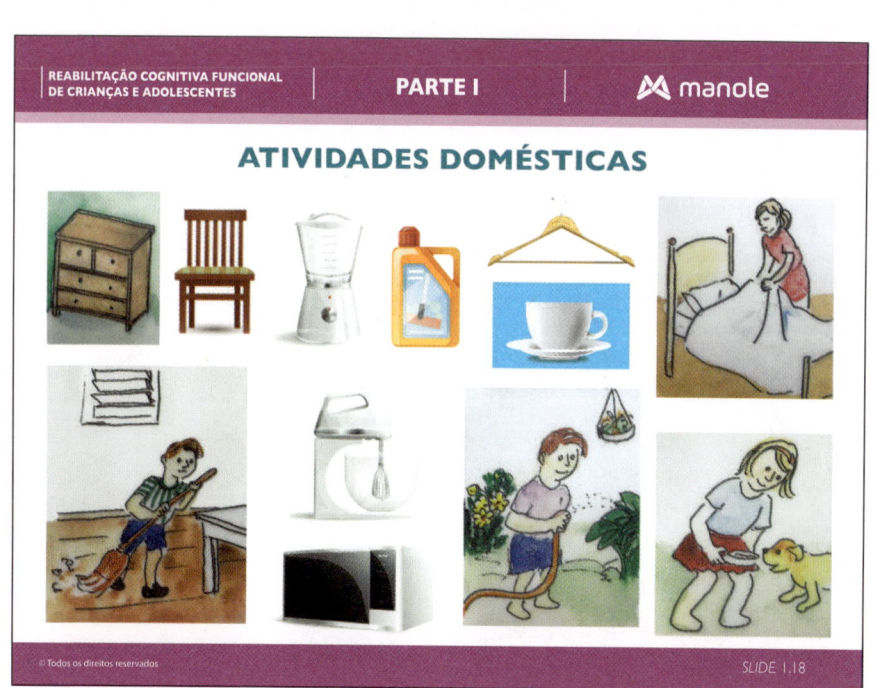

SLIDE 1.18

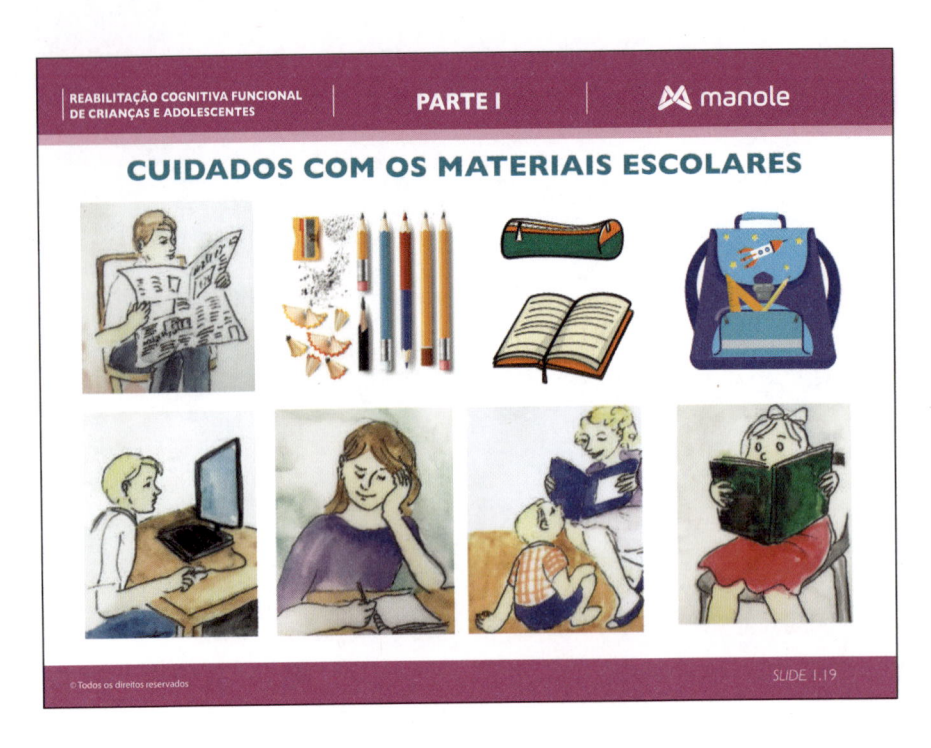

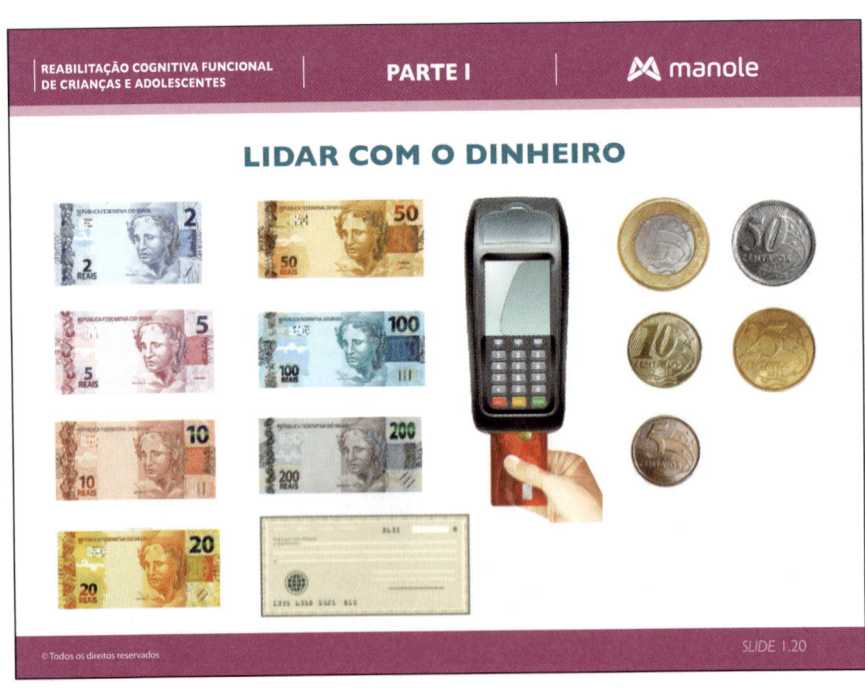

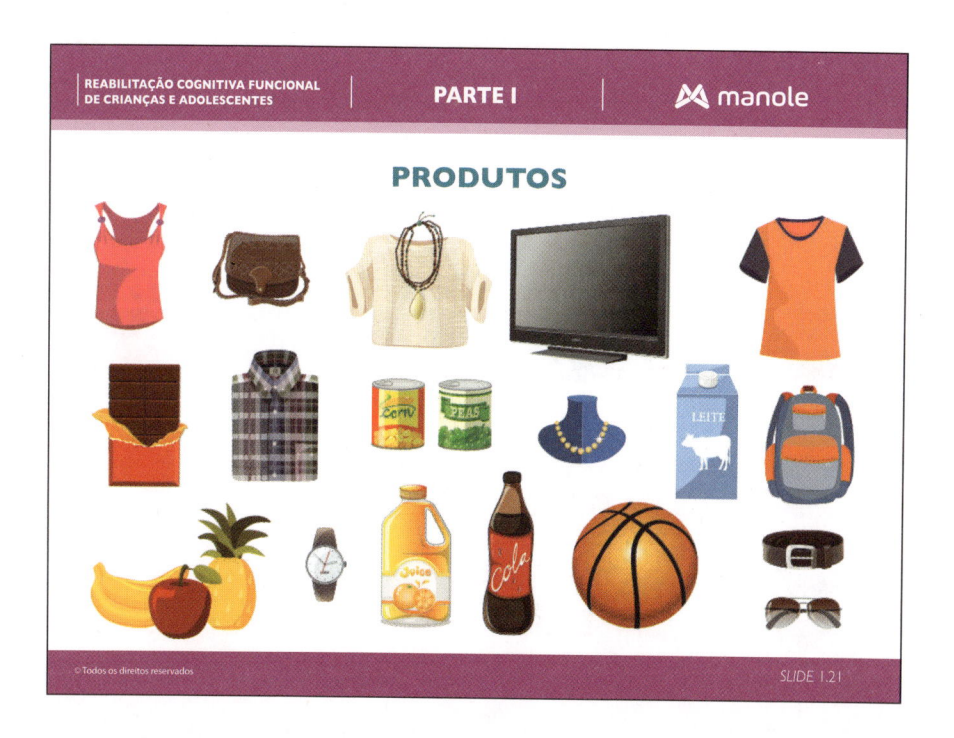

PRODUTOS

SLIDE 1.21

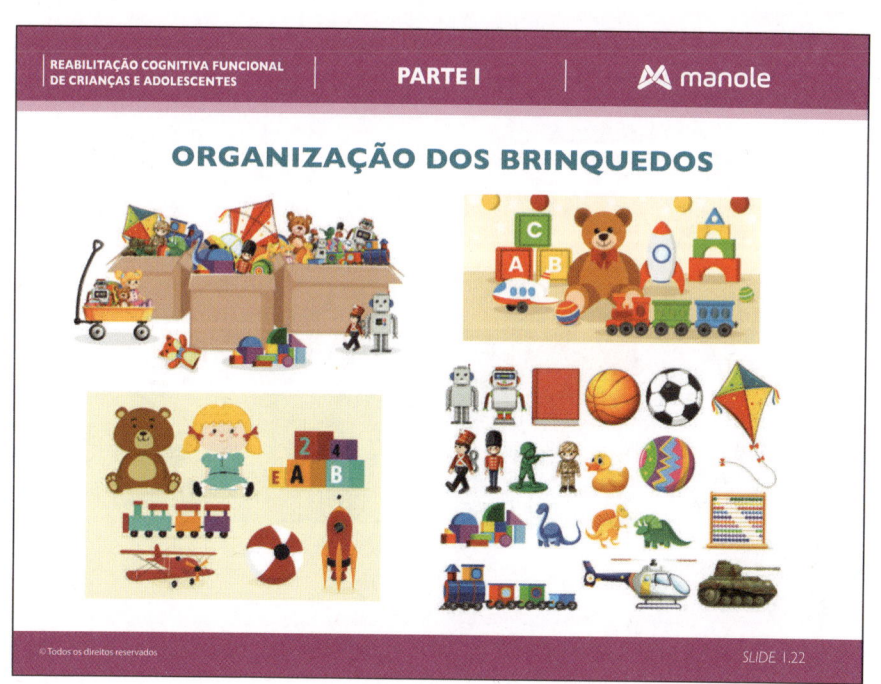

ORGANIZAÇÃO DOS BRINQUEDOS

SLIDE 1.22

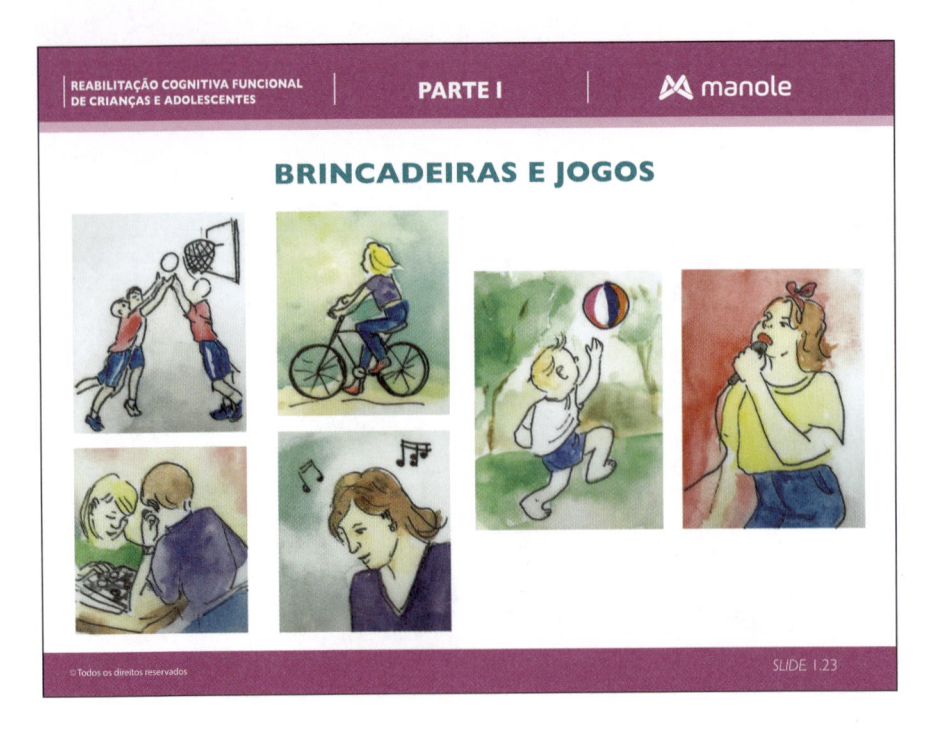

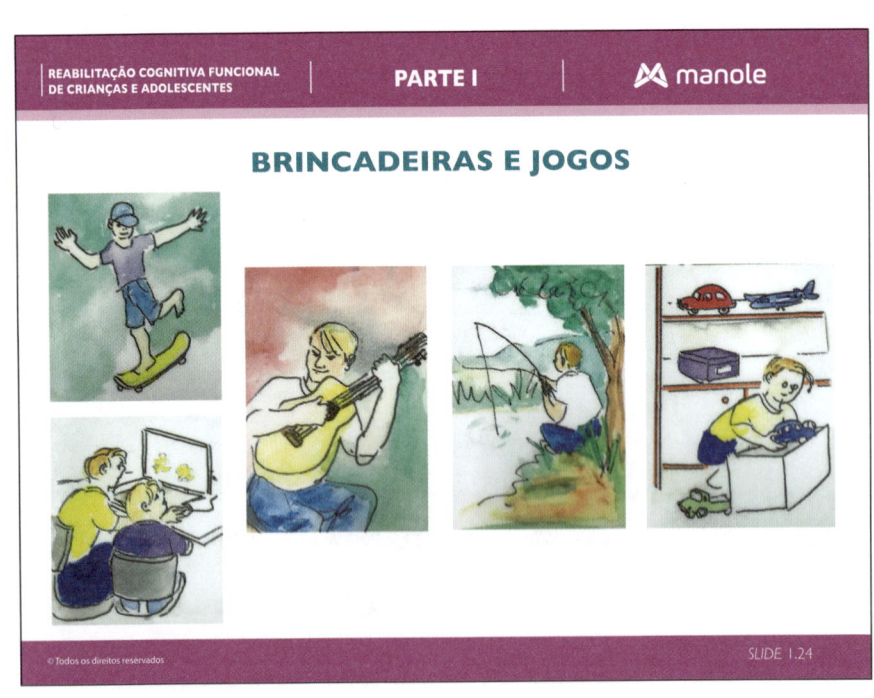

ATIVIDADES ARTESANAIS

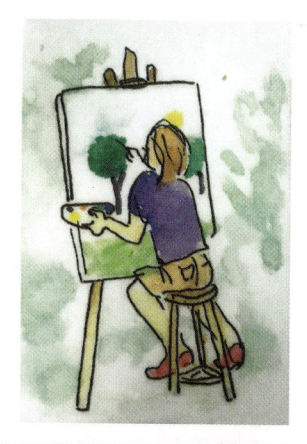

Ficha de atividades básicas de vida diária

Nome:_____. Idade:_____. Data:_____.

ROTINA DIÁRIA DE AUTOCUIDADO

Cuidado com os dentes
Escovei os dentes? ( ) sim ( ) não
Quantas vezes ao dia?_____.
Períodos do dia em que escovo:
( ) manhã ( ) tarde ( ) noite
Escovei sozinho(a)? ( ) sim ( ) não _____
Segui todas as etapas de escovação? ( ) sim   ( ) não
Observações:_____
_____

Banho
Eu tomo banho sozinho(a)? ( ) sim ( ) não ( ) N/A
Quantas vezes ao dia?_____.
Períodos do dia em que tomo banho:
( ) manhã ( ) tarde ( ) noite
Lavo todas as partes do corpo? ( ) sim ( ) não ( ) N/A
Enxáguo e enxugo todas as partes do corpo?
( ) sim ( ) não ( ) N/A
Observações:_____
_____

Vestir-se
Visto-me sozinho(a)? ( ) sim ( ) não ( ) N/A
Escolho a minha própria roupa? ( ) sim ( ) não ( ) N/A
Calço os meus sapatos sozinho(a)?
( ) sim ( ) não ( ) N/A

Alimentação
Alimento-me sozinho(a)? ( ) sim ( ) não ( ) N/A
Experimento uma variedade de alimentos?
( ) sim ( ) não ( ) N/A

Rotina de sono e repouso
Durmo diariamente no mesmo horário?
( ) sim ( ) não ( ) N/A
Durmo no mínimo 8 horas por noite?
( ) sim ( ) não ( ) N/A
Tenho dificuldade de acordar? ( ) sim ( ) não ( ) N/A
Tenho dificuldade de adormecer? ( ) sim ( ) não ( ) N/A
Uso dispositivos eletrônicos antes de dormir?
( ) sim ( ) não ( ) N/A

REABILITAÇÃO COGNITIVA FUNCIONAL DE CRIANÇAS E ADOLESCENTES | **PARTE 1** | **manole**

Ficha de atividades instrumentais de vida diária

Nome:_____. Idade:_____. Data:_____.

ATIVIDADES DO DIA A DIA

Atividades do dia a dia
Cuidado com os pertences e objetos pessoais
Cuido dos meus pertences? ( ) sim ( ) não ( ) N/A
Organizo os meus pertences e objetos pessoais?
( ) sim ( ) não ( ) N/A
Colaboro com as atividades domésticas?
( ) sim ( ) não ( ) N/A
Preparo refeições simples? ( ) sim ( ) não ( ) N/A
Faço pequenas compras? ( ) sim ( ) não ( ) N/A
Cuido dos animais domésticos? ( ) sim ( ) não ( ) N/A
Faço as tarefas escolares frequentemente?
( ) sim ( ) não ( ) N/A
Tenho hora reservada para estudar?
( ) sim ( ) não ( ) N/A

Atividades de lazer e entretenimento
Utilizo jogos e brinquedos para distrair-me?
( ) sim ( ) não ( ) N/A
Entretenho-me com jogos eletrônicos?
( ) sim ( ) não ( ) N/A

Durante quantas horas fico jogando? _____.
Tenho conta em redes sociais? ( ) sim ( ) não ( ) N/A
Ando de bicicleta/*skate*/patins? Qual?_____.
( ) sim ( ) não ( ) N/A
Frequento parques?
Assisto a filmes e séries? ( ) sim ( ) não ( ) N/A
Vou ao cinema? ( ) sim ( ) não ( ) N/A
Demais atividades que realizo: _____
_____
_____
Saio para passear nos fins de semana?
( ) sim ( ) não ( ) N/A
Aonde costumo ir? _____
_____.
Costumo viajar? ( ) sim ( ) não ( ) N/A
Frequento alguma religião? _____.
Costumo brincar? Sozinho ou com amigos? _____.
Participo de festas da escola ou na casa de amigos?
( ) sim ( ) não ( ) N/A

SLIDE 1.27

REABILITAÇÃO COGNITIVA FUNCIONAL DE CRIANÇAS E ADOLESCENTES | **PARTE 2** | **manole**

KIT HIGIENE

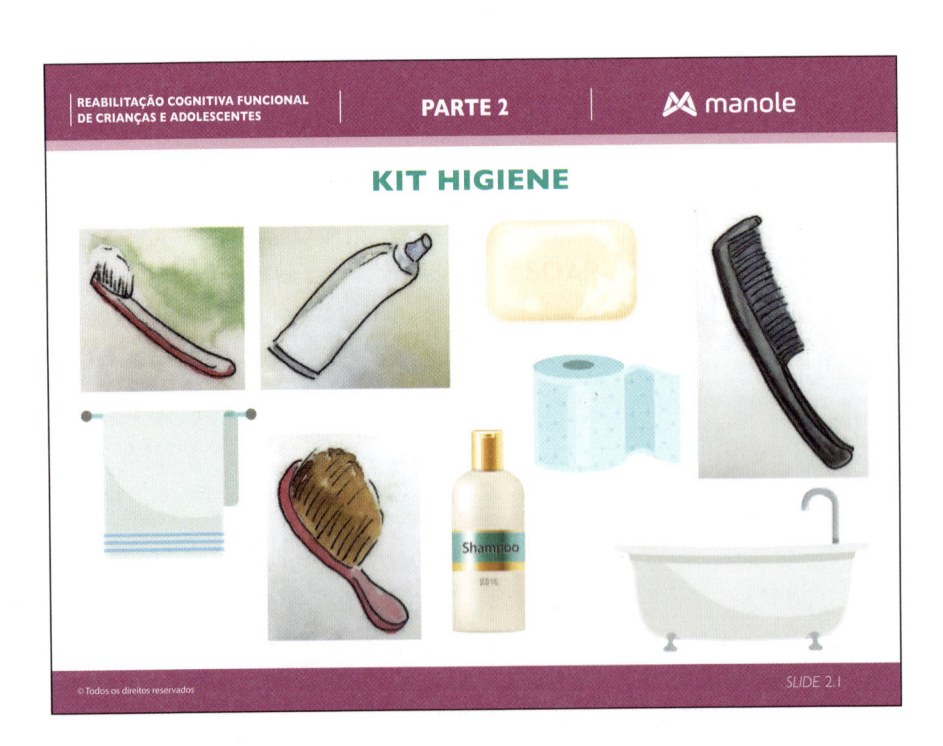

SLIDE 2.1

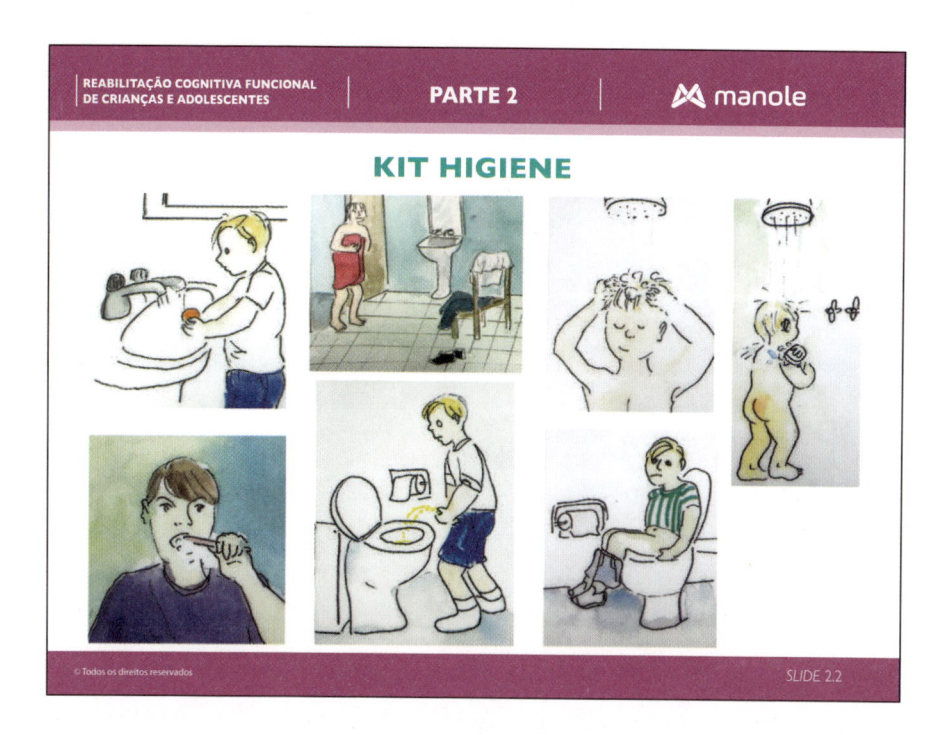

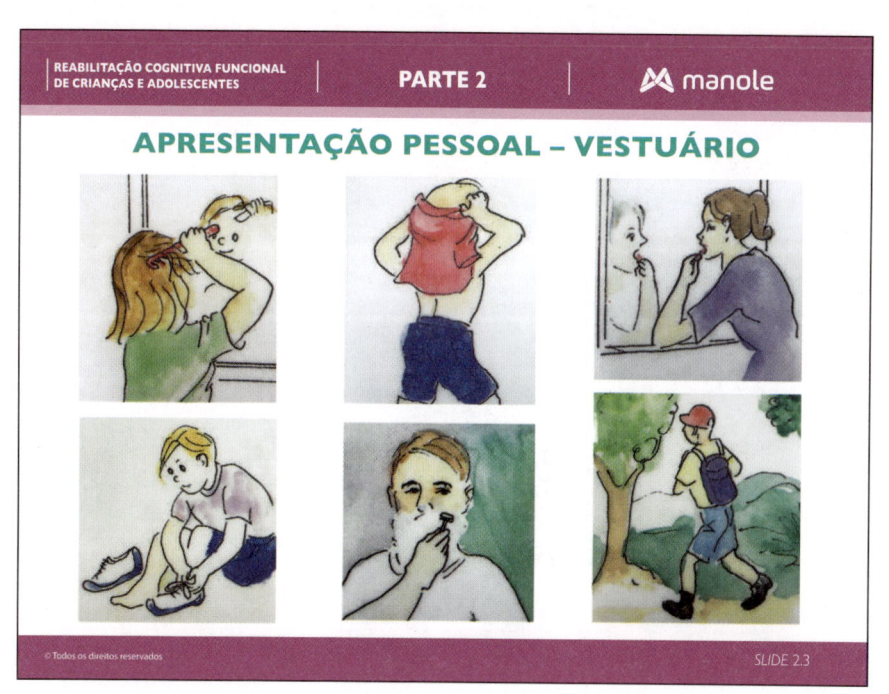

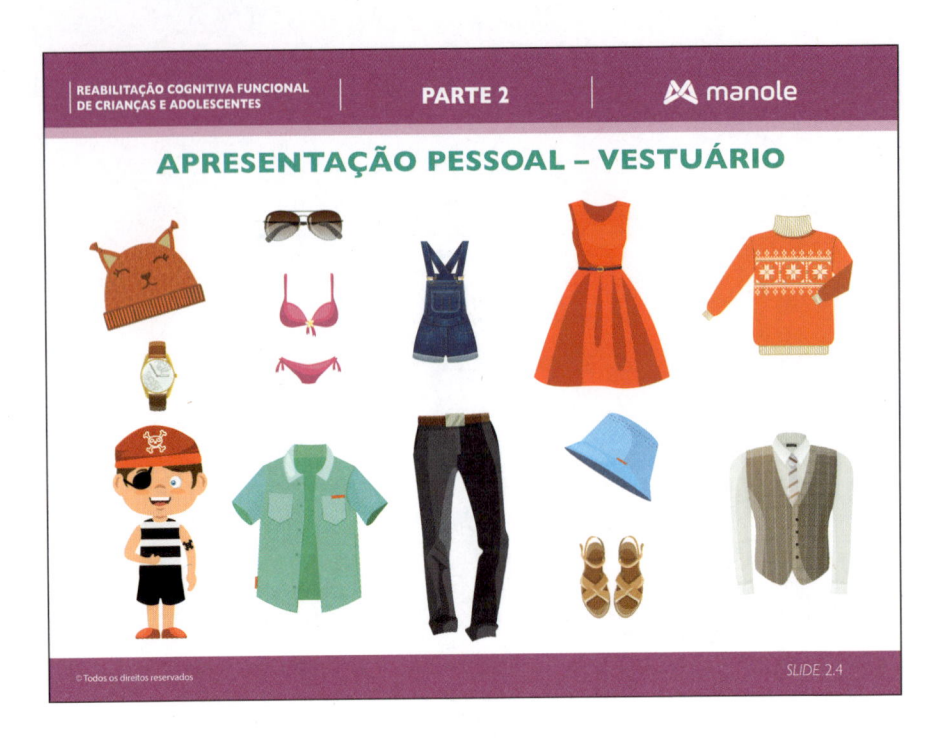

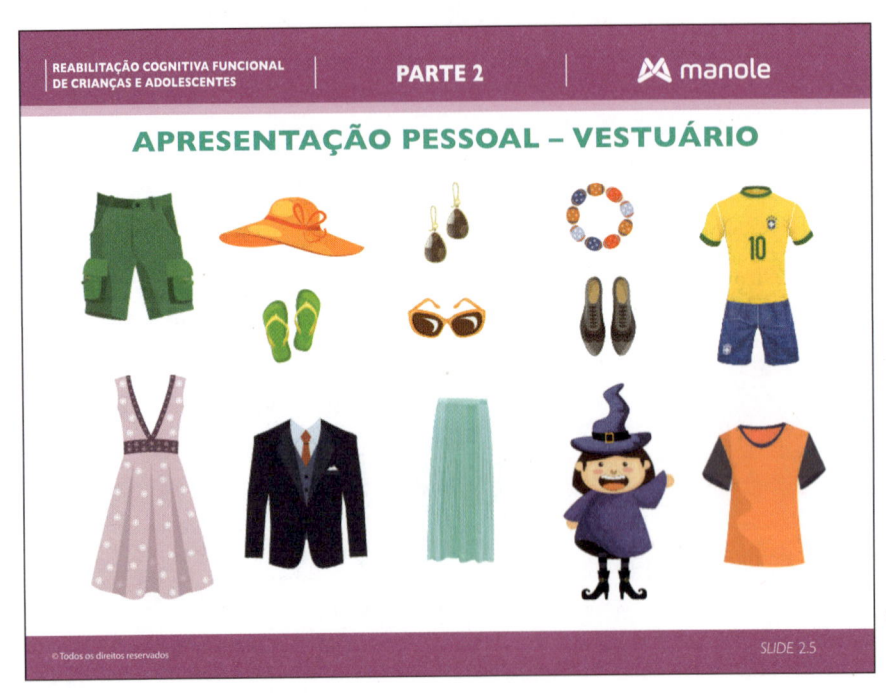

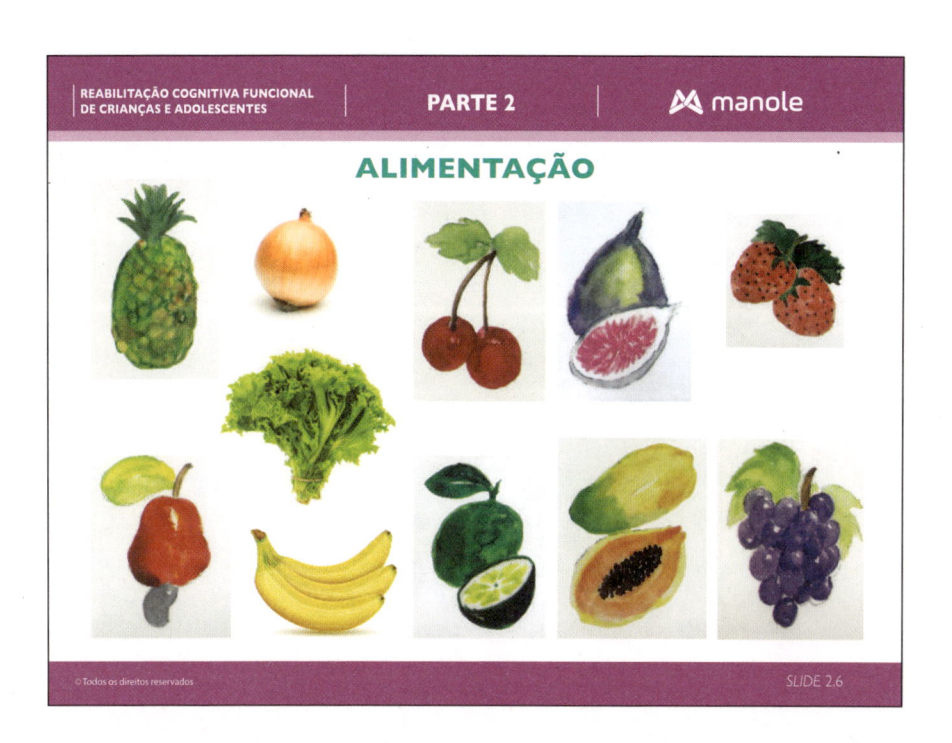

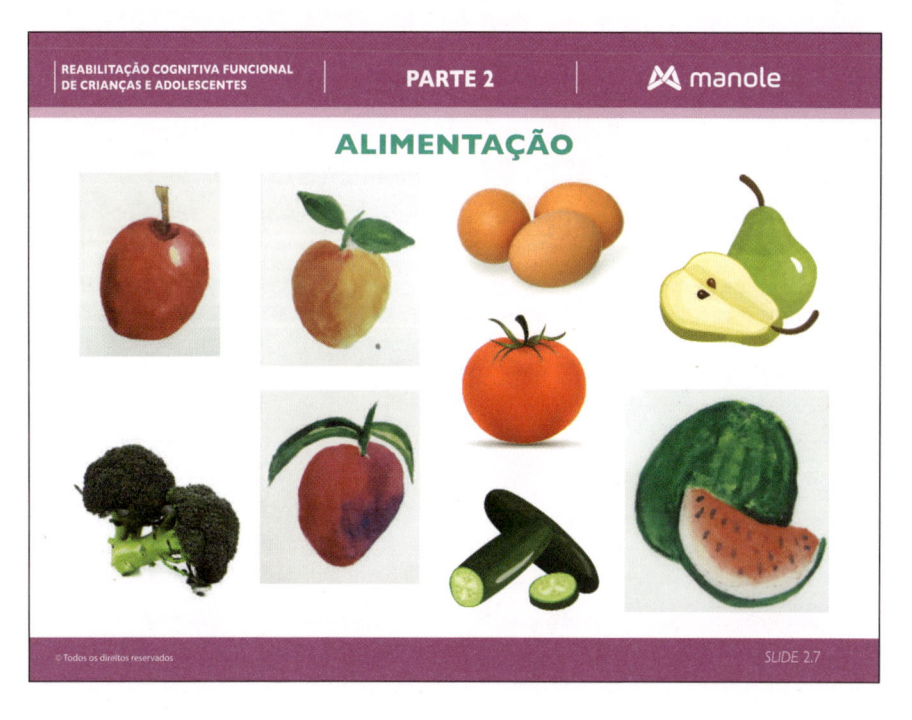

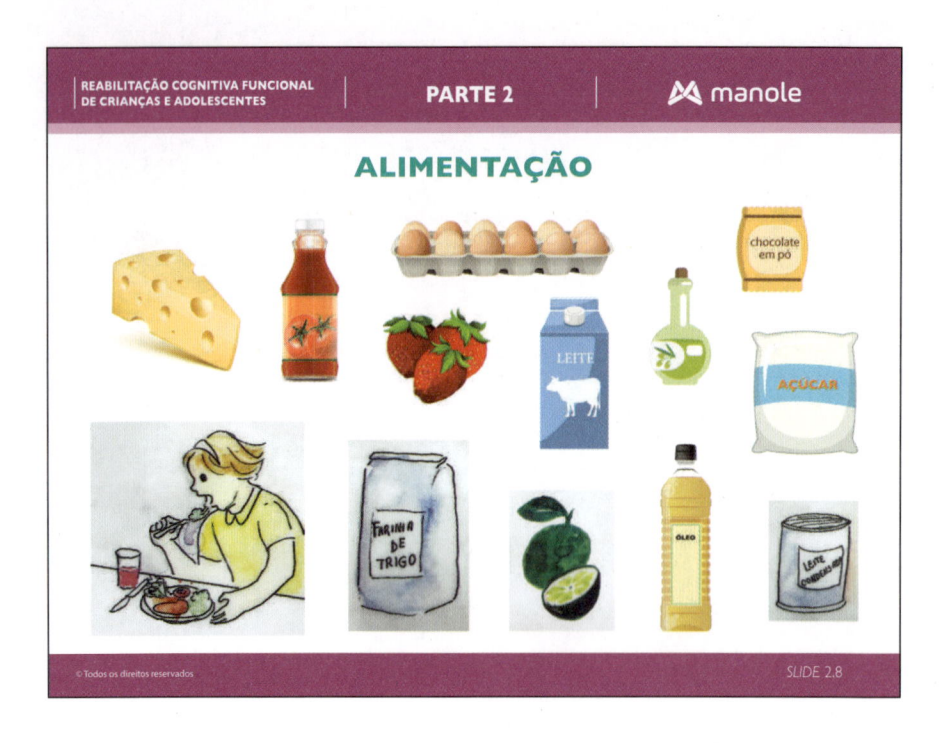

Separar os alimentos por categoria – grupo alimentar

Carnes/aves/peixes	Verduras e legumes	Massas	Frutas	Doces	Outros

SLIDE 2.9

Cardápio – preparação de um lanche

MISTO QUENTE

Ingredientes:

- 2 fatias de pão de forma ou 1 pão francês.
- 1 fatia de queijo.
- 1 fatia de presunto.
- Outros temperos ou ingredientes a gosto.

Modo de preparar:

1. Coloque sobre uma fatia de pão o queijo, o presunto e a outro fatia por cima.
2. Coloque o lanche dentro de uma sanduicheira elétrica ou tostex. O tempo de preparo na sanduicheira ou tostex é de 5 minutos.
3. Tire o lanche com uma faca e coloque em um prato.

Atenção: crianças de 5 a 10 anos devem ser supervisionadas por um adulto para o uso do fogão ou sanduicheira (risco de queimadura).

Tempo de preparo: 10 minutos.
Serve: 1 pessoa.

Cardápio – preparação de uma bebida simples

ACHOCOLATADO

Ingredientes:

- 2 colheres de sopa de achocolatado de sua preferência.
- 1 copo de leite.

Modo de preparar:

1. Coloque primeiramente as 2 colhes de achocolatado e em seguida o leite. Mexa até dissolver todo o achocolatado no leite.
2. Se quiser aquecer, você pode colocar no micro-ondas por 1 minuto ou aquecer o leite no fogão por 2 minutos antes de colocar no copo.

Observação: os achocolatados já vêm com açúcar.

Atenção: crianças de 5 a 10 anos devem ser supervisionadas por um adulto para o uso do fogão (risco de queimadura).

Tempo de preparo: 3-5 minutos.
Serve: 1 pessoa.

REABILITAÇÃO COGNITIVA FUNCIONAL
DE CRIANÇAS E ADOLESCENTES | **PARTE 2** | **M** manole

Cardápio – preparação de um alimento

OVOS MEXIDOS RECHEADOS

Ingredientes:

- 2 ou 3 ovos.
- 1 colher de sopa de queijo ralado/ ou 1 fatia de queijo de sua preferência picado.
- 1 fatia de presunto picado.
- 1 porção pequena de tomate picado (opcional).
- 1 porção pequena de cebola picada (opcional).
- 1 colher de café de azeite ou óleo.
- 1 pitada de sal (a gosto).

Observação: ingredientes e temperos a gosto.

Modo de preparar:

1. Quebre os ovos em uma tigela funda e bata com um garfo até a gema se misturar com a clara e esta mistura ficar por igual.

2. Coloque os ingredientes de sua preferência e a pitada de sal na mistura.
3. Em 1 frigideira coloque o azeite e refogue a cebola e o tomate. Em seguida, coloque os ovos com os ingredientes.
4. Com uma colher de pau ou de silicone, mexa sem parar até a consistência dos ovos ficarem da sua preferência.

Atenção: crianças de 5 a 10 anos devem ser supervisionadas por um adulto para o uso do fogão (risco de queimadura).

Tempo de preparo: 15 minutos.
Serve: 2 pessoas.

SLIDE 2.12

REABILITAÇÃO COGNITIVA FUNCIONAL
DE CRIANÇAS E ADOLESCENTES | **PARTE 2** | **M** manole

ATIVIDADES DE CULINÁRIA

Preparação de lanches

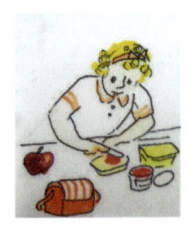 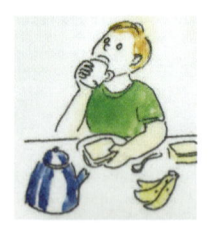 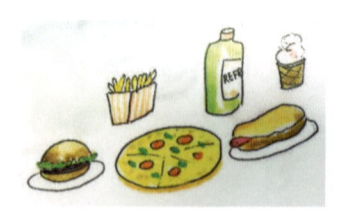

SLIDE 2.13

ATIVIDADES DE CULINÁRIA

Preparação de uma refeição

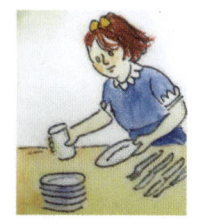 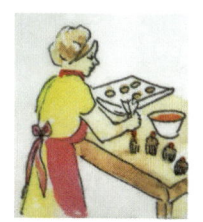 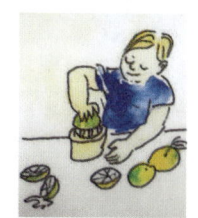

SLIDE 2.14

ATIVIDADES DOMÉSTICAS

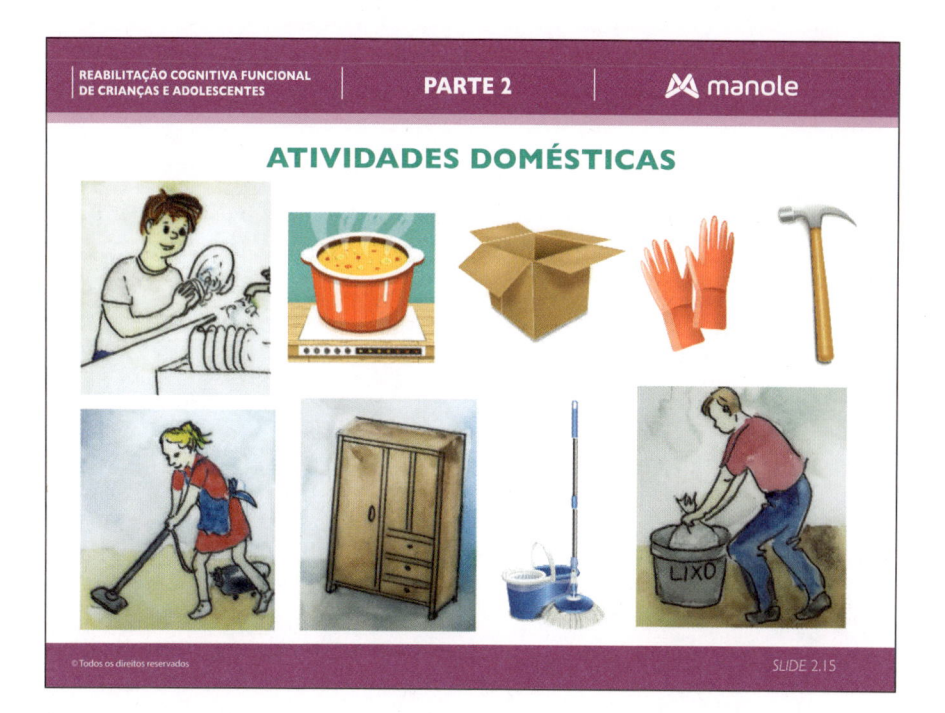

SLIDE 2.15

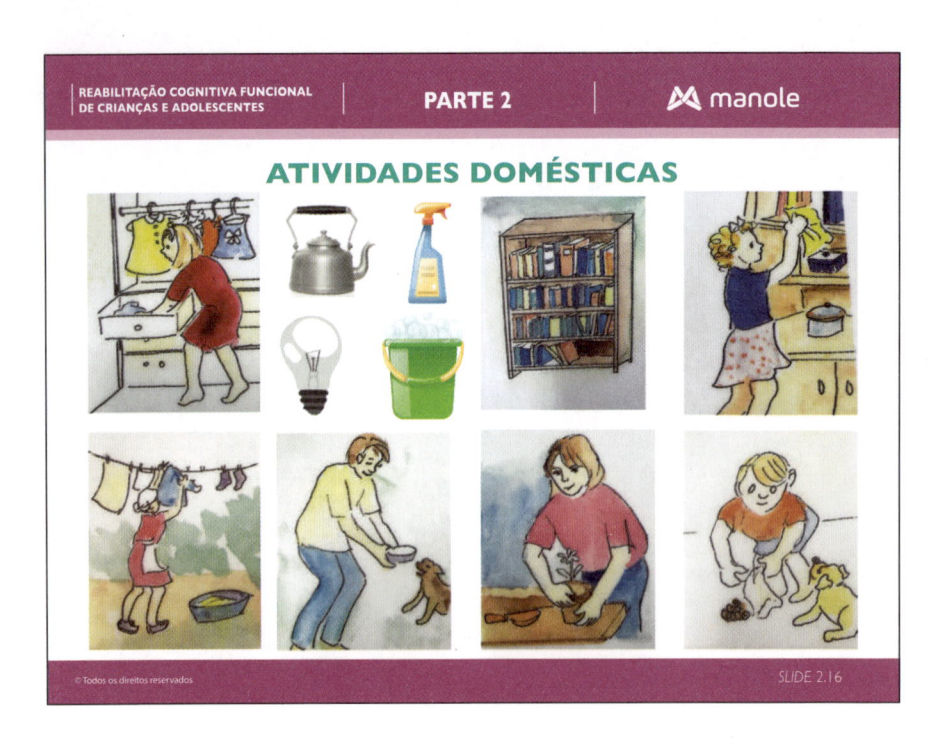

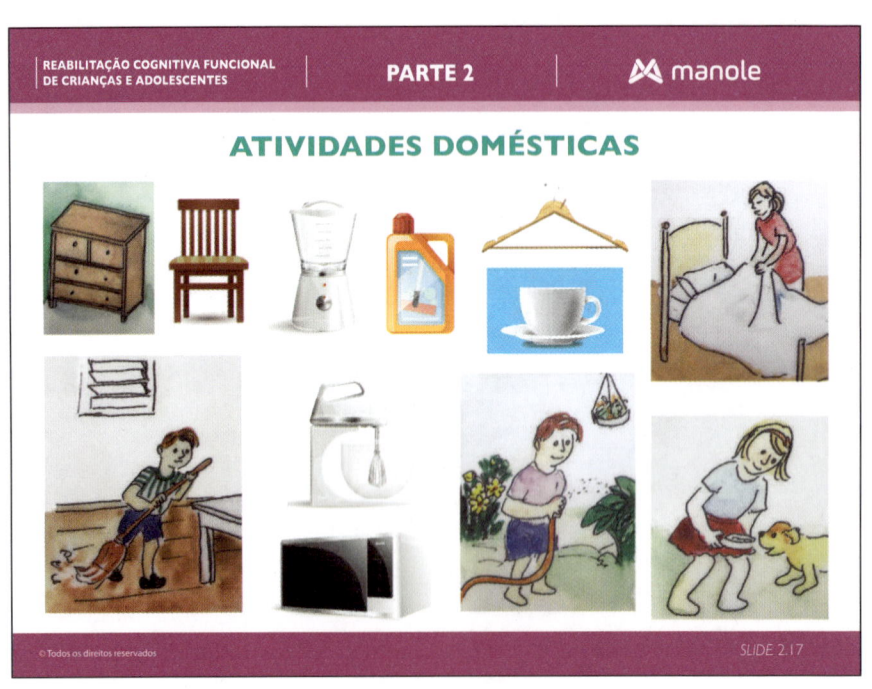

Passo a passo de arrumar o quarto

1º passo Você arrumou o seu quarto sozinho(a)?
( ) sim   ( ) não

2º passo Se você arrumou o seu quarto, o que precisava ser organizado e limpo?
( ) armário   ( ) gavetas   ( ) guardar as roupas
( ) guardar objetos pessoais

3º passo Você descartou roupas/sapatos ou objetos que não usava mais?
( ) sim   ( ) não

4º passo Você tirou o pó dos móveis?
( ) sim   ( ) não

5º passo Você varreu o chão ou passou pano úmido?
( ) sim   ( ) não

6º passo Você arrumou a cama?
( ) sim   ( ) não

SLIDE 2.18

Passo a passo de arrumar a sala

1º passo Você arrumou a sala de estar sozinho(a)?
( ) sim   ( ) não

2º passo Você tirou o pó dos móveis?
( ) sim   ( ) não

3º passo Você varreu o chão ou passou pano úmido?
( ) sim   ( ) não

4º passo Você recolheu objetos, brinquedos ou jogos eletrônicos da sala?
( ) sim   ( ) não

5º passo Você passou o aspirador de pó?
( ) sim   ( ) não

SLIDE 2.19

Passo a passo de arrumar a cozinha

1° passo Você limpou a cozinha sozinho(a)?
( ) sim   ( ) não

2° passo Ve você limpou a cozinha, o quê você fez?
( ) lavou a louça   ( ) secou a louça   ( ) guardou a louça

3° passo Vimpou a mesa da cozinha?
( ) sim   ( ) não

4° passo Você descartou o lixo?
( ) sim   ( ) não

5° passo Você guardou os alimentos na geladeira e no armário
adequadamente?
( ) sim   ( ) não

6° passo Você varreu o chão ou passou pano úmido?
( ) sim   ( ) não

Passo a passo de arrumar o banheiro

1° passo Você limpou o banheiro sozinho(a)?
( ) sim   ( ) não

2° passo Se você limpou o banheiro, o que você limpou?
( ) pia   ( ) vaso sanitário   ( ) outros

3° passo Quando necessário, você troca as toalhas e o tapete do
banheiro?
( ) sim   ( ) não

4° passo Você lavou o banheiro ou passou pano úmido?
( ) sim   ( ) não

5° passo Você usou produtos de limpeza para higienizar o banheiro?
( ) sim   ( ) não

CUIDADOS COM OS OBJETOS PESSOAIS

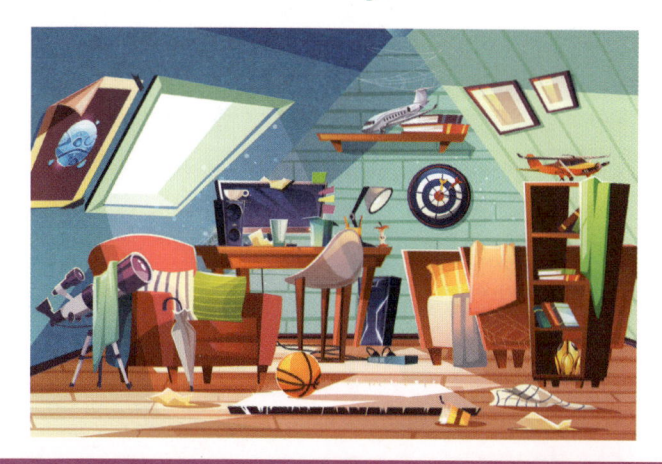

Passo a passo de como organizar os seus pertences pessoais

1° passo Você organiza seu material escolar diariamente?
( ) sim   ( ) não

2° passo Você separa os seus pertences pessoais por categorias?
( ) sim   ( ) não

3° passo Você coloca os seus pertences pessoais em locais de fácil acesso e localização?
( ) sim   ( ) não

4° passo Você gosta de guardar materiais que não são mais necessários?
( ) sim   ( ) não

5° passo Você faz uma limpeza e organiza seus pertences pessoais frequentemente?
( ) sim   ( ) não

Liste seus pertences pessoais por preferência

Pertences pessoais que eu gosto	Pertences pessoais que eu não gosto	Indiferente

SLIDE 2.24

Telefones de emergência

Nomes	Telefones	Quando devo ligar?
Polícia militar	190	Agressões físicas, ameaças, roubos em residência, entre outras situações graves. Agressões de animais.
Corpo de bombeiro	193	Situações de trauma, como quedas, atropelamentos e acidentes automobilísticos.
SAMU (emergência médica)	192	Situações clínicas, como infartos e derrames.
Defesa civil	199	Desastres naturais, enchentes, alagamentos, desmoronamentos, escorregamentos de terras, vazamentos de produtos químicos e combustíveis.
Direitos humanos	100	Denúncias de violações de direitos humanos relacionadas aos seguintes grupos: crianças e adolescentes, pessoas idosas e pessoas com deficiência.
Atendimento à mulher	180	Quando a mulher é vítima de violência constante e não toma a iniciativa de denunciar. Quem está denunciando não precisa se identificar.

SLIDE 2.25

Telefones de emergência – para preencher

Nomes	Telefones	Quando devo ligar?
Polícia militar		Agressões físicas, ameaças, roubos em residência, entre outras situações graves. Agressões de animais.
Corpo de bombeiro		Situações de trauma, como quedas, atropelamentos e acidentes automobilísticos.
SAMU (emergência médica)		Situações clínicas, como infartos e derrames.
Defesa civil		Desastres naturais, enchentes, alagamentos, desmoronamentos, escorregamentos de terras, vazamentos de produtos químicos e combustíveis.
Direitos humanos		Denúncias de violações de direitos humanos relacionadas aos seguintes grupos: crianças e adolescentes, pessoas idosas e pessoas com deficiência.
Atendimento à mulher		Quando a mulher é vítima de violência constante e não toma a iniciativa de denunciar. Quem está denunciando não precisa se identificar.

SLIDE 2.26

Agenda de telefones para situações de emergência e de pessoas próximas

Nome	Telefone	Quem é a pessoa

SLIDE 2.27

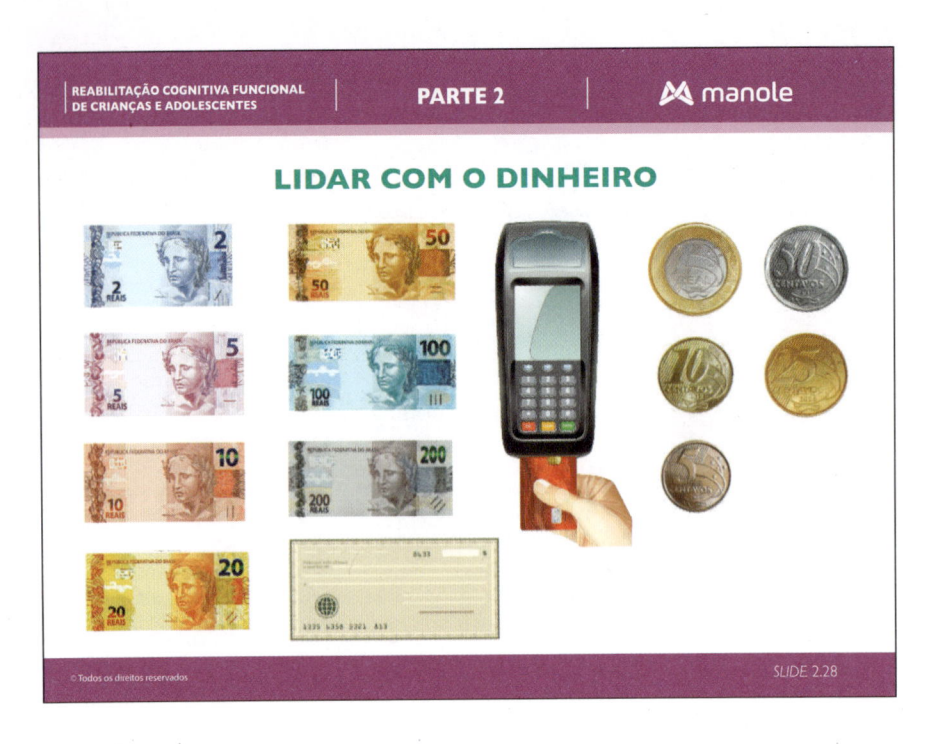

LIDAR COM O DINHEIRO

SLIDE 2.28

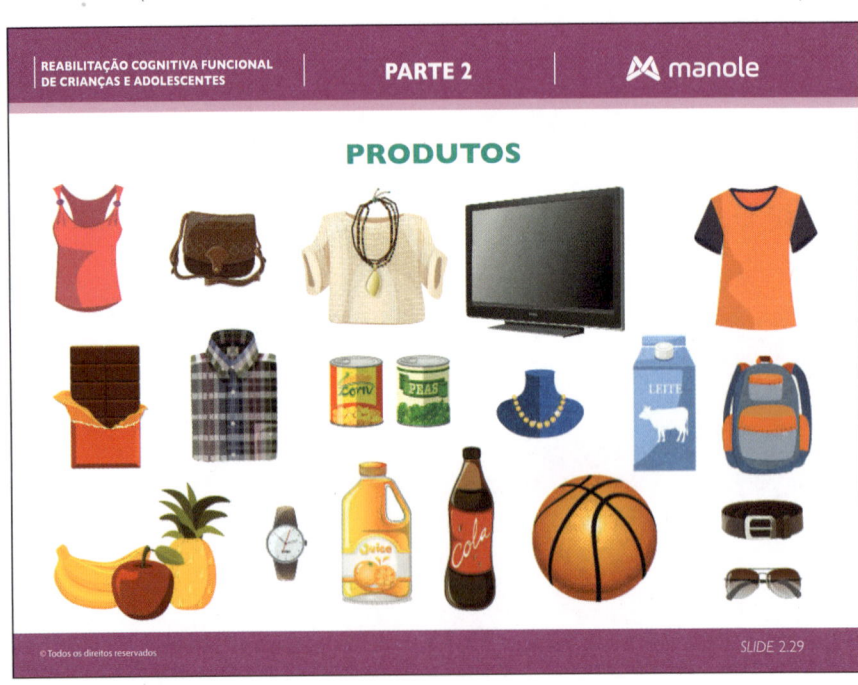

PRODUTOS

SLIDE 2.29

EXERCÍCIOS COGNITIVOS – CÁLCULO SIMPLES

Exemplo de exercícios

1. Fui comprar pão na padaria e levei R$10,00. O pão que eu comprei custou R$ 4,50. Quanto devo receber de troco?

2. Minha mãe pediu-me para comprar no supermercado: 2 dúzias de bananas, meia dúzia de maçãs e 1 dúzia de laranjas. Quantas frutas são no total?

3. Fui comprar 1 camiseta, 1 calça e 1 par de sapatos na loja e o valor total das compras foi R$ 330,00. Parcelei no cartão de crédito em 3 vezes sem juros. Quanto ficou cada parcela?

4. O que significa compra no débito?

5. O que significa compra no crédito?

6. O que significa multa de 5%?

SUGESTÃO DE JOGOS COMERCIAIS

- Banco imobiliário® (Estrela).

- Jogo da vida® (Estrela).

- Jogo da mesada® (Estrela).

- Bingo das contas® (Grow).

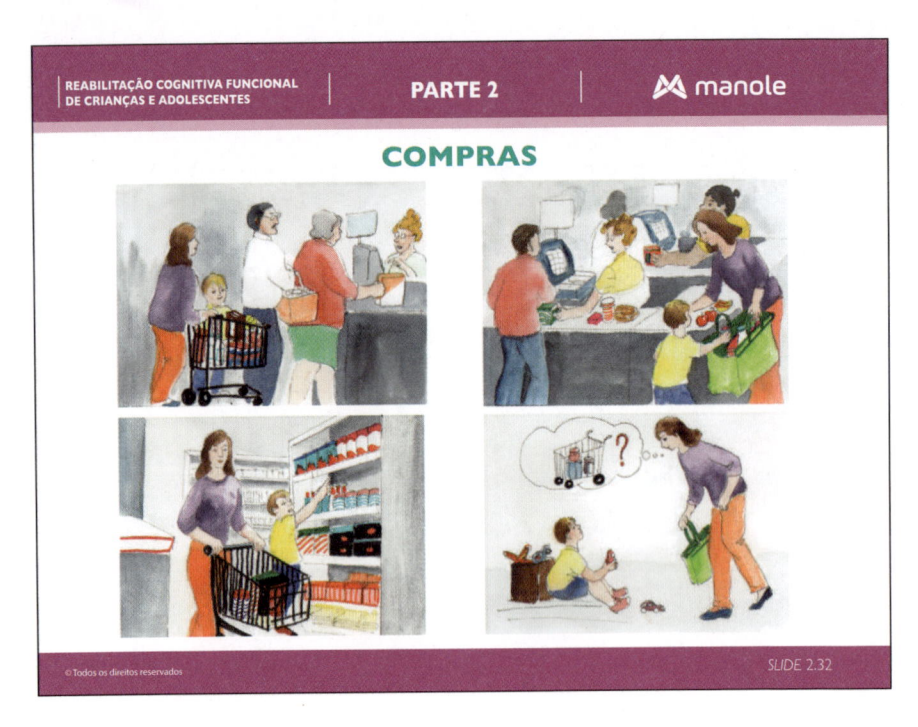

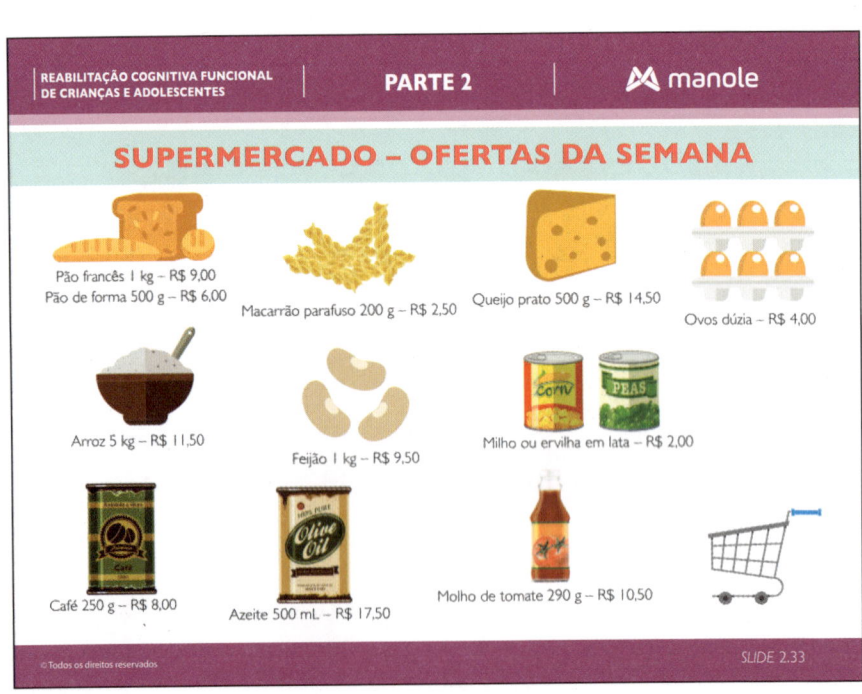

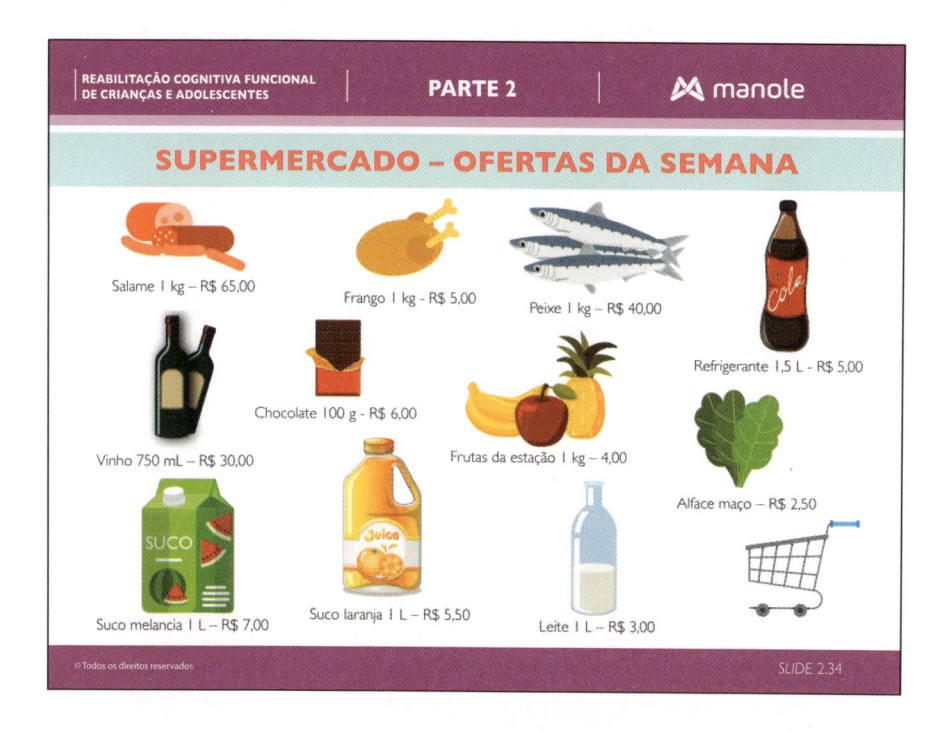

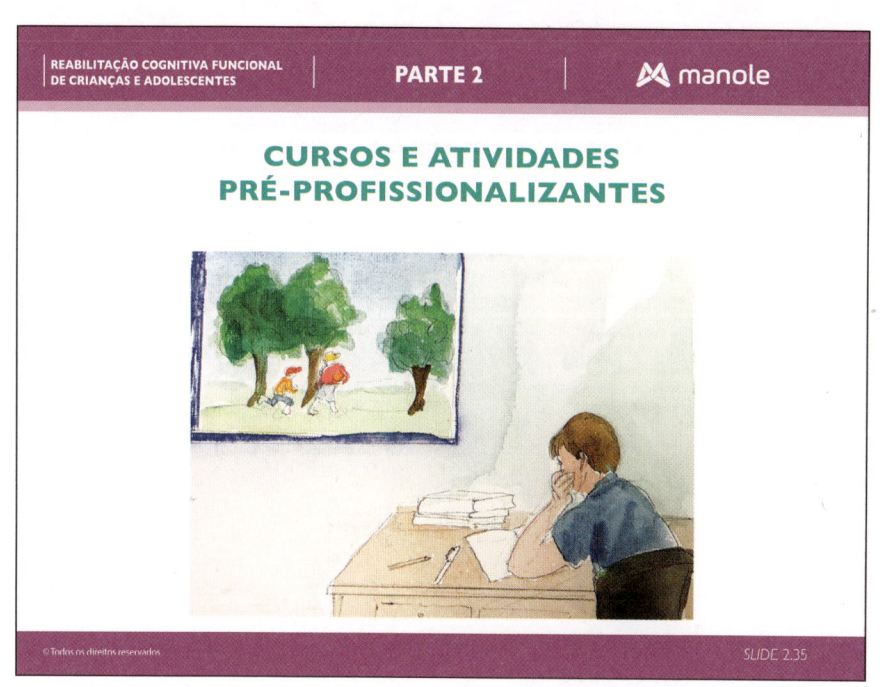

REABILITAÇÃO COGNITIVA FUNCIONAL DE CRIANÇAS E ADOLESCENTES | **PARTE 2** | **manole**

Ficha de atividades básicas de vida diária

Nome:_____ . Idade:_____ . Data:_____ .

ROTINA DIÁRIA DE AUTOCUIDADO

Cuidado com os dentes
Escovo os dentes diariamente? ( ) sim ( ) não
Quantas vezes ao dia?_____ .
Períodos do dia em que escovo:
( ) manhã ( ) tarde ( ) noite
Escovei sozinho(a)? ( ) sim ( ) não _____
Observações:_____
_____ .

Banho
Eu tomo banho sozinho(a)? ( ) sim ( ) não ( ) N/A
Quantas vezes ao dia?_____ .
Períodos do dia em que tomo banho:
( ) manhã ( ) tarde ( ) noite
Lavo todas as partes do corpo? ( ) sim ( ) não ( ) N/A
Enxáguo e enxugo todas as partes do corpo?
( ) sim ( ) não ( ) N/A
Tomo os cuidados necessários em relação a higiene íntima?
Observações:_____
_____ .

Vestir-se
Visto-me sozinho(a)? ( ) sim ( ) não ( ) N/A
Escolho a minha própria roupa? ( ) sim ( ) não ( ) N/A
Calço os meus sapatos sozinho(a)?
( ) sim ( ) não ( ) N/A

Alimentação
Alimento-me sozinho(a)? ( ) sim ( ) não ( ) N/A
Experimento uma variedade de alimentos?
( ) sim ( ) não ( ) N/A

Rotina de sono e repouso
Durmo diariamente no mesmo horário?
( ) sim ( ) não ( ) N/A
Durmo no mínimo 8 horas por noite?
( ) sim ( ) não ( ) N/A
Tenho dificuldade de acordar? ( ) sim ( ) não ( ) N/A
Tenho dificuldade de adormecer? ( ) sim ( ) não ( ) N/A
Uso dispositivos eletrônicos antes de dormir?
( ) sim ( ) não ( ) N/A

SLIDE 2.36

REABILITAÇÃO COGNITIVA FUNCIONAL DE CRIANÇAS E ADOLESCENTES | **PARTE 2** | **manole**

Ficha de atividades instrumentais de vida diária

Nome:_____ . Idade:_____ . Data:_____ .

ATIVIDADES DO DIA A DIA

Cuidado com os pertences e objetos pessoais
Cuido dos meus pertences? ( ) sim ( ) não ( ) N/A
Organizo os meus pertences e objetos pessoais?
( ) sim ( ) não ( ) N/A
Colaboro com as atividades domésticas?
( ) sim ( ) não ( ) N/A
Preparo refeições simples? ( ) sim ( ) não ( ) N/A
Preparo refeições mais complexas? ( ) sim ( ) não ( ) N/A
Quais os tipos de refeições que preparo? _____
Faço pequenas compras? ( ) sim ( ) não ( ) N/A
Cuido dos animais domésticos? ( ) sim ( ) não ( ) N/A
Faço as tarefas escolares frequentemente?
( ) sim ( ) não ( ) N/A
Tenho hora reservada para estudar? ( ) sim ( ) não ( ) N/A

Atividades de lazer e entretenimento
Utilizo jogos e brinquedos para distrair-me?
( ) sim ( ) não ( ) N/A
Entretenho-me com jogos eletrônicos?
( ) sim ( ) não ( ) N/A

Durante quantas horas fico jogando? _____ .
Tenho conta em redes sociais? ( ) sim ( ) não ( ) N/A
Ando de bicicleta/*skate*/patins? Qual?_____ .
( ) sim ( ) não ( ) N/A
Frequento parques?
Assisto a filmes e séries? ( ) sim ( ) não ( ) N/A
Vou ao cinema? ( ) sim ( ) não ( ) N/A
Demais atividades que realizo: _____
_____
_____
Saio para passear nos fins de semana?
( ) sim ( ) não ( ) N/A
Aonde costumo ir? _____
_____
Costumo viajar? ( ) sim ( ) não ( ) N/A
Frequento alguma religião? _____
Costumo brincar? Sozinho ou com amigos? _____ .
Participo de festas da escola ou na casa de amigos?
( ) sim ( ) não ( ) N/A

SLIDE 2.37